Nora Reim

Faszien
Kompakt-Ratgeber

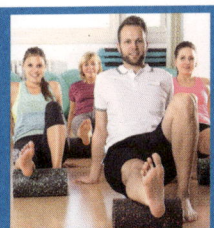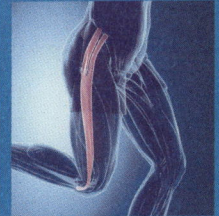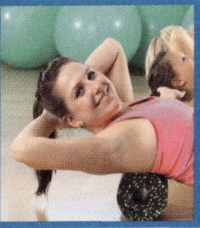

- Warum unser Bindegewebe so wichtig für Knie, Schultern und Rücken ist

- Was Sie für Ihr Faszien-Training brauchen und wie es funktioniert

Haben Sie Fragen an Nora Reim?
Anregungen zum Buch?
Erfahrungen, die Sie mit anderen teilen möchten?

Nutzen Sie unser Internetforum:
www.mankau-verlag.de

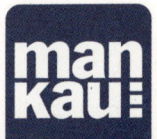

Impressum

Bibliografische Information der Deutschen Nationalbibliothek
Die Deutsche Nationalbibliothek verzeichnet diese Publikation in der
Deutschen Nationalbibliografie; detaillierte bibliografische Daten sind
im Internet über http://dnb.d-nb.de abrufbar.

Nora Reim
Faszien
Kompakt-Ratgeber
ISBN 978-3-86374-287-4
2. Aufl. März 2016 (1. Aufl. Feb. 2016)

Mankau Verlag GmbH
Postfach 13 22, D-82413 Murnau a. Staffelsee
Im Netz: www.mankau-verlag.de
Internetforum: www.mankau-verlag.de/forum

Redaktion: Diana Napolitano, Augsburg
Endkorrektorat: Susanne Langer M. A., Traunstein
Cover/Umschlag: Andrea Barth, Guter Punkt GmbH & Co. KG, München
Layout: X-Design, München
Satz und Gestaltung: Lydia Kühn, Aix-en-Provence, Frankreich
Energ. Beratung: Gerhard Albustin, Raum & Form, Winhöring

Abbildungen/Fotos: sabine hürdler - Fotolia.com (1l, 1r, 9mu, 45, 94/95); blickwinkel2511
- Fotolia.com (1m); Robert Schleip (4); Nora Reim (7, 40); Thaut Images - Fotolia.com (8o,
10/11); Colourbox.de (8m, 8u, 9o, 20, 24, 34/35, 52/53, 59, 78); hati - Fotolia.com (9mo,
84/85); dp@pic - Fotolia.com (9u, 116/117); fotoliaxrender - Fotolia.com (13); adimas
- Fotolia.com (15, 62); Lars Zahner - Fotolia.com (18); Peter Hermes Furian - Fotolia.com
(22); Picture-Factory - Fotolia.com (26); Frofoto - Fotolia.com (30); Fabio Di Natale - Fotolia.
com (32); .shock - Fotolia.com (39); Archiv Eberhard Wormer (42, 43, 76, 86, 96); Printemps
- Fotolia.com (46, 68, 75, 89, 104, 105); maybepix - Fotolia.com (48); Dmytro Sukharevs-
kyy - Fotolia.com (49); Bodo Schmidt (50); Von Schonertagen - Fotolia.com (54, 55); hamara
- Fotolia.com (56); Ilhedgehogll - Fotolia.com (58); Dmitry Lobanov - Fotolia.com (63); Greth
Photography (66); Andrea Izzotti - Fotolia.com (70); PRILL Mediendesign - Fotolia.com (72);
blueringmedia - Fotolia.com (74); blickwinkel2511 - Fotolia.com (81); Michaela Haupt (82,
93); arpye - Fotolia.com (87); Spectral-Design - Fotolia.com (91); Di Studio - Fotolia.com
(100); leszekglasner - Fotolia.com (101); Hetizia - Fotolia.com (103); st-fotograf - Fotolia.
com (106); fascialnet.com (108); icsnaps - Fotolia.com (109); Kzenon - Fotolia.com (112);
Pressefoto Baumann (113, 115); denis_design - Fotolia.com (120)

Druck: Westermann Druck Zwickau GmbH, Zwickau/Sachsen

»Ich bin ein Öko-Buch!«
Das im Innenteil eingesetzte EnviroTop-Recyclingpapier wird ohne zusätzliche Bleiche,
ohne optische Aufheller und ohne Strichauftrag produziert. Es besteht zu 100 % aus
recyceltem Altpapier und entstammt einer CO_2-neutralen Produktion. Das Papier trägt
das Umweltzeichen »Der blaue Engel«.

Hinweis für die Leser:
Die Autorin hat bei der Erstellung dieses Buches Informationen und Ratschläge mit Sorgfalt
recherchiert und geprüft, dennoch erfolgen alle Angaben ohne Gewähr. Verlag und Autorin
können keinerlei Haftung für etwaige Schäden oder Nachteile übernehmen, die sich aus
der praktischen Umsetzung der in diesem Buch vorgestellten Anwendungen ergeben. Bitte
respektieren Sie die Grenzen der Selbstbehandlung und suchen Sie bei Erkrankungen einen
erfahrenen Arzt oder Heilpraktiker auf.

Vorwort

Liebe Leserin, lieber Leser,
kennen Sie die Vorzüge eines schwäbischen Bauspar-
vertrags? Sie schließen einen Vertrag über eine feste
Bausparsumme ab und besparen diesen in regelmäßigen
Raten. Dafür erhalten Sie einen garantierten Guthaben-
zins und die Chance auf eine Prämie durch den Staat.
Ist der vereinbarte Teil der Bausparsumme angespart,
können Sie ein günstiges Bauspardarlehen über den
anderen Teil aufnehmen. Dadurch wächst Ihr Häuschen
langsam aber sicher auf der Baustelle heran.
Genauso verhält es sich mit dem Bindegewebe, den
sogenannten Faszien, in unserem Körper. Dieses Netzwerk umgibt Muskeln, schützt die Organe und sorgt
für die nötige Körperspannung. Damit deren faserige
Struktur bis ins hohe Alter geschmeidig bleibt, müssen
Sie ein wenig Zeit und Mühe investieren. Denn Faszien
wollen – wie Muskeln, Sehnen und Bänder – trainiert
werden! Darum gönnen Sie Ihrem Bindegewebe regel-
mäßige Bewegung: Bereits zweimal pro Woche, jeweils
zehn Minuten reichen völlig aus. Wie das im Einzelnen
geht, erfahren Sie in diesem Ratgeber der mir bekannten
Autorin Nora Reim.
Betrachten Sie die alltäglichen Übungen als langfristiges
Investment in Ihren Bausparvertrag. Bei regelmäßiger
Wiederholung wird Ihr Körper nach sechs bis 36 Mona-
ten Prämien ausschütten: Beweglichkeit, körperliche

Entspannung und ganzheitliches Wohlbefinden sind nur drei von zahlreichen »Dankeschöns« für Ihre Faszien-Pflege.

Sobald Sie erste Fortschritte erzielen, geschmeidig wie eine Katze durchs Leben gehen, hören Sie nicht auf, Ihre Faszien zu pflegen. Sie haben zwar bereits das Fundament für Ihren Hausbau gelegt – doch denken Sie an Ihre Zukunft: Das Bindegewebe altert mit den Jahren unseres Körpers, verklebt und vernarbt gar ohne regelmäßiges Training. Lassen Sie es nicht so weit kommen! Nehmen Sie ein Darlehen für die zweite Hälfte des Lebens auf, indem Sie Ihre Faszien wie bisher regelmäßig durch gezielte Bewegung lockern. Somit bleiben Sie bis ins hohe Alter schmerzfrei und beweglich – Ihr Körper wird es Ihnen danken.

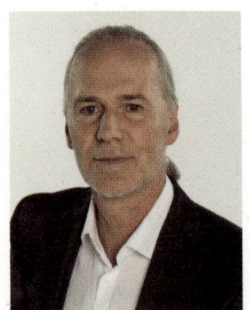

Mit faszinalen Grüßen

Dr. biol. hum. Robert Schleip
Director, Fascia Research Group
Division of Neurophysiology
Ulm University, Germany

Einleitung

Kennen Sie Ihre Faszien? Nein? Dann wird es höchste Zeit, dass Sie sie kennenlernen – und zwar von ihrer positiven Seite! Möglicherweise ist Ihnen die negative Seite Ihres Bindegewebes bereits vertraut.

Ihnen tut auf dem Bürostuhl oft der Rücken weh, Sie können den Arm beim Putzen nur mit Mühe heben, oder Ihr Fuß schmerzt bei jedem Schritt?

Wenn Sie körperliche Einschränkungen im Alltag haben oder bestimmte Bewegungen nur unter Schmerzen ausführen können, dann kann Ihnen dieser Ratgeber helfen, dem Übeltäter auf die Spur zu kommen. Denn ein schmerzhafter Rücken nach langem Stehen oder Sitzen hat oft vielfältige Ursachen: In den meisten Fällen sind jedoch nicht mangelndes Krafttraining oder schwache Bandscheiben schuld daran, sondern vielmehr ist der Auslöser bei 80 Prozent aller Rückenschmerzen unklar. Falls Ihr Hausarzt also mit seinem Latein am Ende ist, denken Sie an das Bindegewebe in Ihrem Körper! Besonders am Rücken sitzt eine flächenmäßig große Faszie, die auch Lumbalfaszie genannt wird. Wird diese nicht regelmäßig trainiert, droht ihre Struktur zu verkleben oder gar zu verfilzen. Wie bei jeder Blockade in unserem Körper führt das zu Schmerzen. Darum rüsten Sie sich fürs Alter: Lockern Sie Ihre Fasern – sei es mit einer Schaumstoffrolle oder mit einfachen Dehnübungen ohne Hilfsmittel!

Das Fensterputzen bereitet Ihnen Schmerzen, Sie können Ihren Arm kaum heben? Dann leiden Sie womöglich unter der sogenannten »Frozen Shoulder«. Diese Schultersteife tut nicht nur fürchterlich weh, sondern schränkt Sie auch im Alltag ein: Getränkekisten schleppen und Enkelkinder tragen wird zur Qual – an Tennis oder andere Ballsportarten ist überhaupt nicht zu denken! Bei diesen Symptomen stellen Ärzte oftmals die Diagnose Arthrose, also den Verschleiß des Schultergelenks – leider ohne die Ursache für den Übeltäter ausfindig zu machen. Stattdessen verordnen die Mediziner gerne Schmerzmittel und Schonung des schmerzenden Gelenks. Das ist jedoch der falsche Weg! Bewegen Sie Ihre Schulter jetzt erst recht, damit die Schmerzen nicht chronisch werden. Wie das geht, erfahren Sie im Kapitel *Faszinierende Anwendungsgebiete* ab Seite 53. Sie werden sehen: Gerade bei der »Frozen Shoulder« kann Faszien-Training wahre Wunder bewirken und aus einem steifen Gelenk wieder ein bewegliches machen.

Das Aufsetzen des Fußes bereitet Ihnen beim alltäglichen Gehen Schmerzen? Dann sollten Sie an die sogenannte »Plantarfaszie« denken: Dieses Faserbündel sitzt an der Fußsohle, ist mit drei Millimetern besonders dick und damit anfällig für Verspannungen und -härtungen. Damit Ihr Fuß nicht zur sprichwörtlichen Achillesferse wird, rollen Sie mit einem Tennis-, Golf- oder Lacrosse-Ball (siehe Kapitel *Faszinierende Hilfsmittel* ab Seite 85) regelmäßig über Ihre bloße Sohle und halten Ihr Bindegewebe geschmeidig. So können Sie nicht nur Ihren Alltag schmerzfrei zu Fuß beschreiten, sondern auch nach Herzenslust walken, joggen und Fußball spielen!

Wie Sie mit wenig Zeitaufwand Ihrem Faszien-Netz im Alltag viel Gutes tun können, erfahren Sie im Kapitel *Faszien-Training* ab Seite 95. Bei regelmäßiger Wiederholung der Übungen werden Sie alltägliche Bewegungen nicht nur mit jugendlicher Leichtigkeit ausführen, sondern auch positiv überrascht sein, wie viel Lebensqualität in Ihrem Körper steckt.

Lassen Sie sich von Ihren Faszien faszinieren!

Umspannendes Netz: Faszien umhüllen Muskeln, schützen Organe und geben unserem Körper Halt.

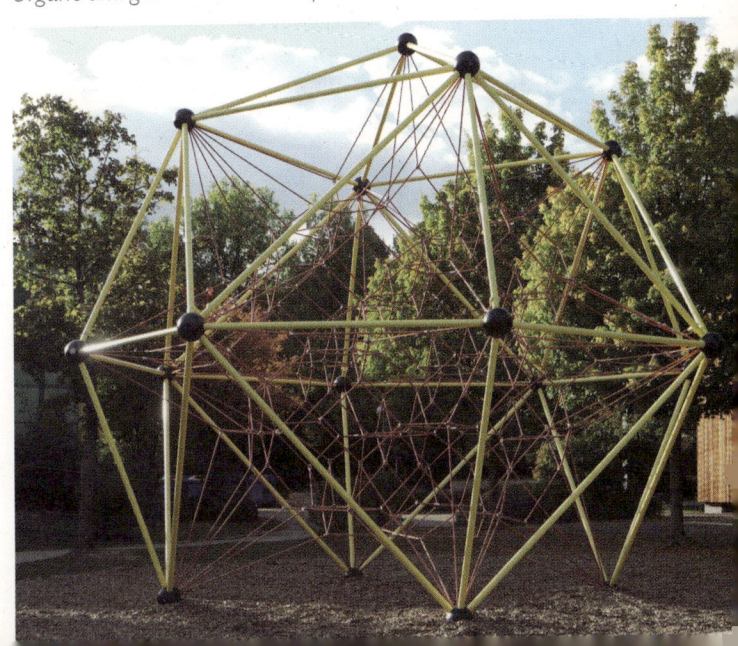

Inhalt

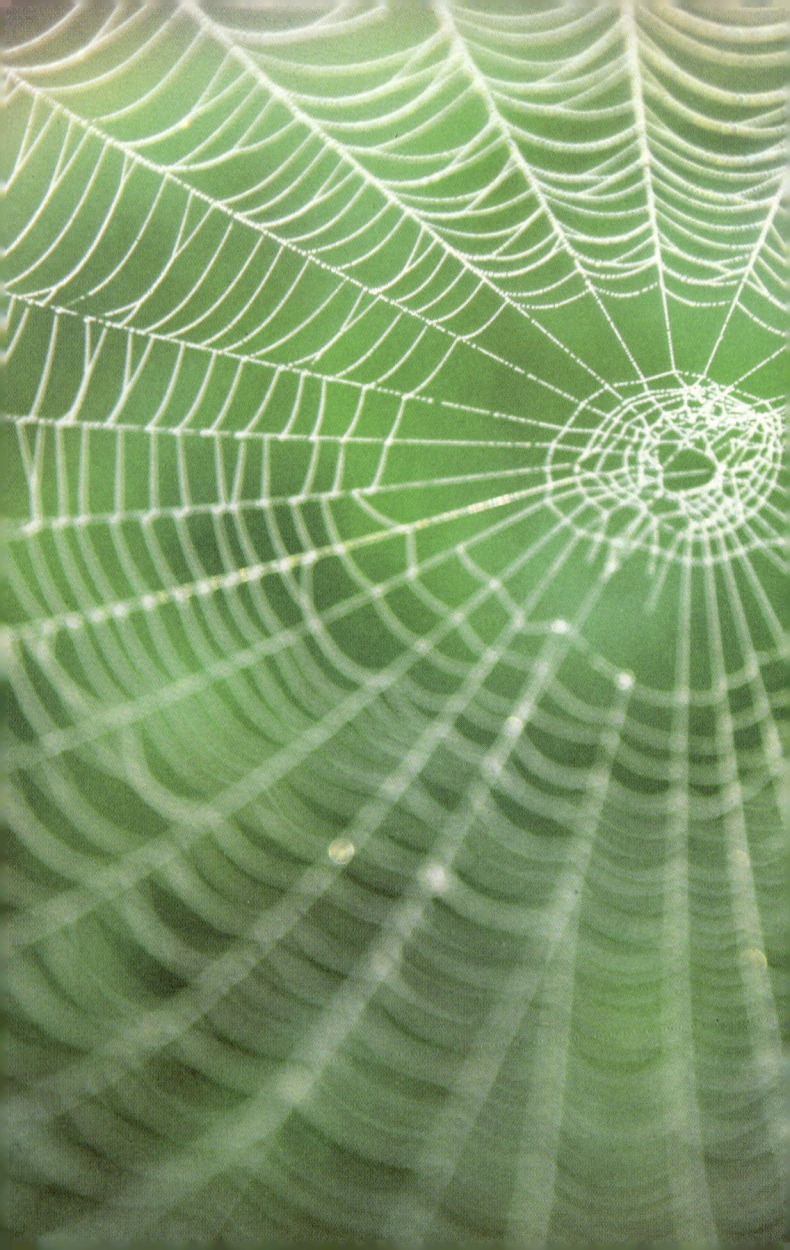

Faszien-Begriff

Faszien sind in aller Munde. Doch was verbirgt sich dahinter? Wie sieht das Bindegewebe aus, welche Funktion hat es in unserem Körper? Und was haben Faszien und Muskeln, was Sehnen nicht haben? Antworten auf diese und weitere Fragen finden Sie im folgenden Kapitel.

Historie

Faszien führten lange Zeit – hinter Knochen, Muskeln und Sehnen – ein stiefmütterliches Dasein in unserem Körper: Sie wurden von Sportwissenschaftlern und Orthopäden nicht beachtet und gar als »totes Verpackungsmaterial« abgetan. Erst beim Fascia Research Congress in Boston 2007 erhielt das menschliche Bindegewebe vielversprechende Aufmerksamkeit durch die Fachwelt – besonders durch den deutschen Humanbiologen Dr. Robert Schleip, der das international führende Faszien-Forschungsprojekt an der Universität Ulm leitet. Seitdem beeindrucken Faszien Menschen wie Sie und mich: Leistungssportler trainieren ihre Faszien mit einer speziellen Schaumstoffrolle, in Fitnessstudios und an der Volkshochschule werden Gruppen-Kurse zum Faszien-Training angeboten sowie in Yoga-Schulen das sogenannte Yin-Yoga, eine Art Yoga für die Faszien, unterrichtet.

Doch woher kommt dieser Hype um ein Fasergeflecht in unserem Körper, das vor zehn Jahren kaum einer kannte? Der Faszien-Trend stammt aus den USA: Im Jahr 2006 schwappte die Welle über den Atlantischen Ozean nach Europa – zusammen mit dem Betreuerstab um den ehemaligen Trainer der deutschen Fußball-Nationalmannschaft, Jürgen Klinsmann. Der gebürtige Schwabe brachte aus seiner Wahlheimat Kalifornien den niederländischen Fitness-Coach Mark Verstegen mit, welcher den Nationalspielern erstmals eine Schaumstoffrolle unter den Körper legte. Von da an rollten Schweini, Poldi & Co. regelmäßig nach dem Training, lockerten das durch die Belastung verhärtete Bindegewebe und nahmen die Rolle gar mit nach Hause – zur individuellen Regeneration. Das war die Geburtsstunde der sogenannten »Blackroll«, wie der schwäbische Tüftler Jürgen Dürr die Schaumstoffrolle nannte.

Inzwischen hält die Rolle in zahlreichen privaten Haushalten Einzug: Studenten, Hausfrauen und Manager rollen regelmäßig auf der Gymnastik-Matte zu Hause. Allen dreien ist gemein: Sie wollen im Alltag beweglich und bis ins hohe Alter schmerzfrei bleiben. Dazu kommt die körperliche Entspannung nach dem Training, die zum allgemeinen Wohlbefinden beiträgt.

Dr. Robert Schleip hat mit seiner Ulmer Forschungsgruppe Fascia Research einen großen Beitrag für die Faszien-Arbeit geleistet.

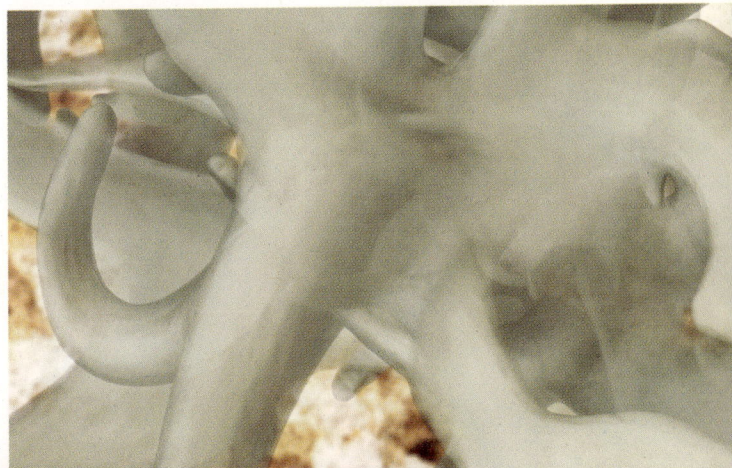

Definition

Der Begriff »Fascia« stammt aus dem Lateinischen und bedeutet so viel wie »Verbund, Bündel, Verbinden«. Unter Faszien versteht man also ein Bündel von einzelnen Fasern, die zusammen das Bindegewebe in unserem Körper ausmachen. Diese Stränge lassen sich heutzutage mit hochempfindlichem Ultraschall bildlich darstellen, ihre Dicke und Beweglichkeit bis auf Zehntelmillimeter genau erfassen *(Elastografie)*.

Sie sind mit durchschnittlich zwei Millimetern winzig klein, können jedoch eine Zugkraft von mehr als 60 Kilogramm aushalten. Diese Fähigkeit macht unsere Faszien so reißfest. Entnimmt man mit einem speziellen Verfahren *(Myometrie)* dem Körper eine winzige Gewebeprobe, kann man gar Aussagen zu Festigkeit, Elastizität und Wassergehalt einer einzelnen Faszie treffen.

Führen wir uns ein Bild des menschlichen Körpers aus einem Medizinlehrbuch vor Augen: Können Sie das milchige bis transparente Fleisch im Bewegungsapparat – im Gegensatz zu den roten Muskelfasern – erkennen? So sehen unsere Faszien aus! Da sie hauptsächlich aus einem Geflecht von sogenannten Kollagenfasern bestehen, also eiweißhaltigen Strängen in einer wässrig-klebrigen Grundsubstanz, sind sie nahezu farblos. Dieses durchsichtige Gewebe durchdringt unseren ganzen Körper und gibt ihm seine Form – ein körperweites Netzwerk.

Menschliche Anatomie: Rotes (Muskeln) und weißes (Faszien) Fleisch umgibt unser Skelett.

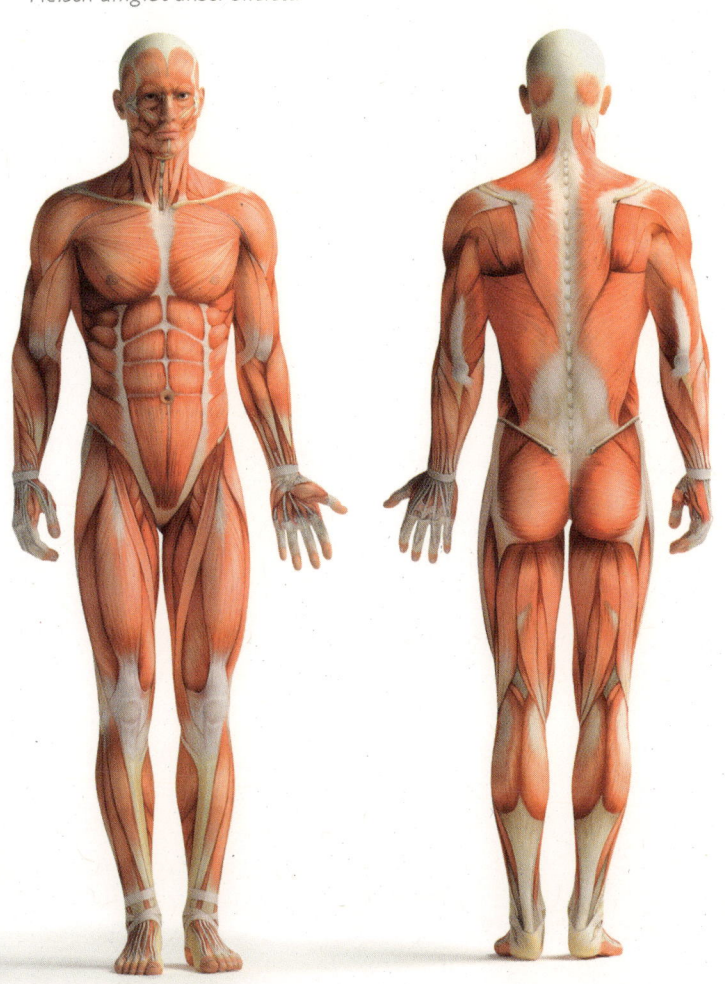

Faszien und Muskeln

Faszien und Muskeln bilden eine Einheit: Das Bindege-
webe umhüllt unsere Muskeln, schützt und strafft sie.
Außerdem nehmen gesunde, trainierte Fasern dank ihres
Katapult-Mechanismus den Muskeln einiges an Arbeit ab:
Wenn beispielsweise ein Gewichtheber 350 Kilogramm
in die Höhe stemmt, dann ist daran zu 80 Prozent das
Gewebe in unserem Körper aktiv beteiligt – eine faszi-
nierende Leistung!

Faszien sind ungemein beweglich und lassen sich wie
Muskeln zusammenziehen *(Kontraktion)*, allerdings
unterscheiden sie sich in der Anpassung: Sie sprechen
nicht so schnell auf regelmäßiges Krafttraining an
wie Muskeln. Faszien können also nicht an Volumen
zunehmen – wie der Bizeps-Muskel am vorderen Oberarm – und somit sichtbar werden. Vielmehr benötigt das
Bindegewebe mindestens drei Monate, um sich an neue
Trainingsreize anzupassen und dadurch den Muskel-
tonus, also den Spannungszustand unseres Körpers, zu
erhöhen. Grund ist der Umbauprozess der Bindegewebszellen *(Fibroblasten)*, die erst nach einer gewissen Zeit
vermehrt Kollagen, also Eiweiß, produzieren und somit
das Gewebe straffen. Deshalb sollte ein Faszien-Training
immer langfristig angelegt sein.

Die gute Nachricht für alle Ungeduldigen ist: Die dadurch
hervorgerufenen Veränderungen sind weitaus nachhaltiger als die durch regelmäßiges Krafttraining *(Prinzip
der Nachhaltigkeit)*. Während ein dicker Muskel bereits

nach zwei Wochen Krankheit erschlafft, kann der straffe Zustand unseres Bindegewebes selbst bei längerer Untätigkeit konserviert werden.

Faszien lieben einen moderaten Wechsel aus An- und Entspannung und sollten daher mindestens 48 Stunden lang geschont werden. In dieser Zeit können sie sich ausreichend erholen und wieder frisches Kollagen in den Fibroblasten produzieren.

INFO

TOLLES TEAM: MUSKELN UND FASZIEN

- Beide lassen sich zusammenziehen (Kontraktion).
- Faszien federn schwere Gewichte ab (Katapult-Mechanismus).
- Faszien verändern sich langsamer, aber nachhaltiger als Muskeln.

Faszien und Sehnen

Unser Körper verfügt nicht nur über Muskeln, sondern auch über zahlreiche Sehnen wie etwa am Fuß (*Achillessehne*), Knie (*Patellasehne*) und am Arm (*Bizepssehne*). Dabei handelt es sich um flächenhafte Faszien. Sehnen verbinden den Ursprung des Muskels mit dem entsprechenden Knochenansatz. An dieser Schnittstelle überziehen sie einzelne oder mehrere Gelenke und können diese über die jeweiligen Muskel-Kontraktionen zum

Beugen oder Strecken bringen. Sehnen bestehen aus
parallel verlaufenden Faser-Bündeln mit überwiegend
kollagenem Gewebe. Das macht diese flächenhaften
Faszien einerseits sehr fest, andererseits schränkt es
ihre Bewegungsfähigkeit ein: Im Gegensatz zu anderen
weniger kollagenhaltigen Fasern lassen sich Sehnen
lediglich von oben nach unten dehnen. Bestes Beispiel
ist die Achillessehne, die vom Fersenbein bis fast zum
Knie reicht.

Machen Sie den Selbsttest: Stellen Sie sich mit Ihren
Füßen auf eine Treppenstufe oder eine hohe Bordstein-
kante und ziehen Sie jeweils eine Ferse nach unten.
Spüren Sie das leichte Ziehen in der Wade? Dann dehnen
Sie Ihre Wadenmuskulatur mithilfe Ihrer Achillessehne.

*Dehnen der Wade (hinten) hilft gegen eine verkürzte
Achillessehne.*

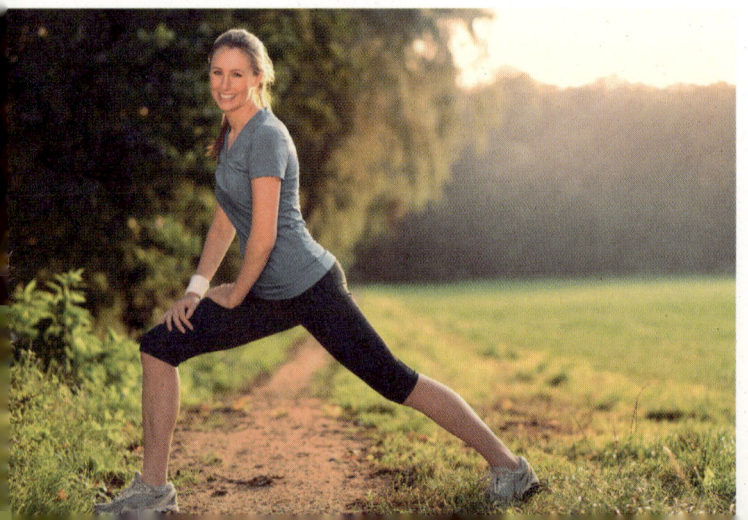

Struktur

Haben Sie schon einmal Ihre Faszien gefühlt? Nein?
Dann besteht jedenfalls kein Grund zur Sorge: Gewebe
ist nicht so leicht zu ertasten wie wohlgeformte Muskeln
in unserem Körper. Ein Bild der komplexen Faszien-
Struktur kann man sich entweder mit einer Ultraschall-
Messung oder einer Mini-Kamera machen, die über
einen dünnen Schlauch ins Körperinnere eingeführt wird
(Endoskopie). Diese Eingriffe sind jedoch Fachärzten vor-
behalten. Als medizinische Laien müssen wir uns daher
eines natürlichen Anschauungsobjekts bedienen.

Faszien-Fasern

Stellen Sie sich eine frische Orange vor, schälen Sie die
Frucht und ziehen Sie die einzelnen Schnitze heraus.
Bevor Sie die gelben Filetstückchen essen können,
müssen Sie sie von den weißen Fäden befreien. Diese
Fäden scheinen zunächst überflüssig, halten jedoch die
einzelnen Stücke zusammen: Das gibt der Orange ihre
Kugelform.

Selbst wenn Sie zuerst das Fruchtfleisch aus der Schale
löffeln, bleibt die ursprüngliche Obststruktur erhalten.
Genauso ist es mit den Faszien: Ihre Struktur gleicht der
von faserartigen Fäden. Wie einen Faden können Sie
Ihre Faszien durch Bewegung in die Länge ziehen. Legen
Sie mehrere Fäden wild übereinander, ergibt sich ein
Knäuel. Genauso können Faszien-Fasern verfilzen und

Weiße Fasern strukturieren den Inhalt einer Orange und geben ihr die runde Form.

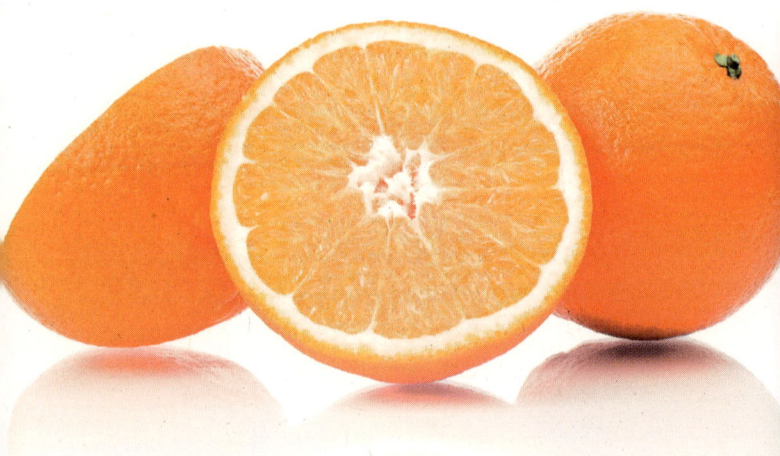

im schlimmsten Fall gar vernarben. Narben wiederum bereiten Schmerzen und machen Ihren Körper steif. Häufigste Ursache sind Bewegungsmangel (Stuben-hocker) und Übertraining (Leistungssportler), also ent-weder ein Zuviel oder Zuwenig an Übung.

Deshalb beugen Sie vor, indem Sie Ihre Faszien moderat, aber regelmäßig trainieren. Denn gesunde Fasern haben die Struktur eines Scherengitters, vergleichbar mit einer Feinstrumpfhose. Dieses Makro-Muster ermöglicht es dem Menschen, sein Bindegewebe – wie ein Hemd an der Wäscheleine – in alle Himmelsrichtungen zu zie-hen. Geht man mit den oben genannten bildgebenden Verfahren noch näher an das Gewebe heran, lässt sich innerhalb des Rasters der Strumpfhose eine wellenförmige Mikro-Struktur erkennen. Diese einzigartige Architektur aus stabilen Trägern mit elastischen Elementen *(Tensegrity-Modell)* verleiht unserem Gewebe Stabilität und Elastizität zugleich: Wie ein im Boden fest verwurzelter Bambus-Halm im Wind mitschwingt, so nehmen Faszien die Aktivitäten des Menschen auf und bewegen sich hin und her.

INFO

FASZIEN-ARCHITEKTUR:
STABILE TRÄGER MIT ELASTISCHEN ELEMENTEN

- Makro-Muster: Scherengitter für Stabilität
- Mikro-Muster: Welle für Nachgiebigkeit
- Natürliches Vorbild: Tief verwurzelter Bambus-Halm im Wind!

Faszien-Schichten

In unserem Körper gibt es verschiedene Schichten von Faszien. Man unterscheidet zwischen oberflächlichen und tief liegenden Faszien:
Die oberflächliche Faszie *(Fascia superficialis)* befindet sich im Unterhautgewebe und reicht bis in die Lederhaut, also der Schicht zwischen Ober- und Unterhaut. Beispiele sind im oberen Bereich des Halsmuskels, am Nacken und über dem Brustbein. Diese Schicht besteht

Aufgeschichtet: Faszien sitzen sowohl an der Oberfläche als auch im Inneren unseres Körpers.

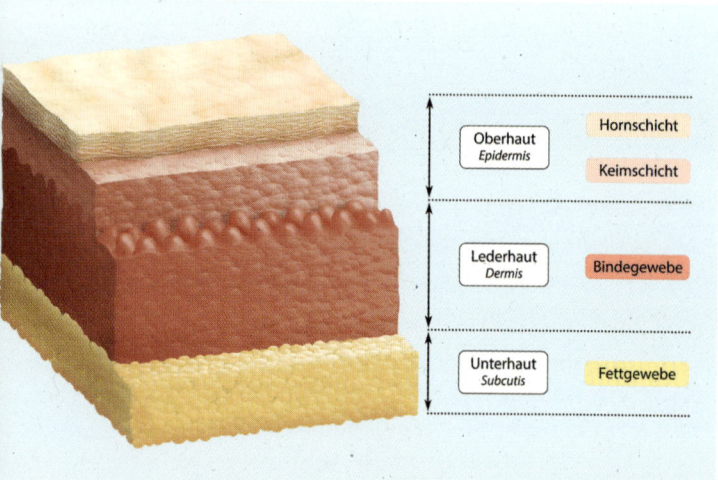

Oberhaut *Epidermis*	Hornschicht	
	Keimschicht	
Lederhaut *Dermis*	Bindegewebe	
Unterhaut *Subcutis*	Fettgewebe	

überwiegend aus lockerem Binde- und Fettgewebe. Sie umschließt Organe sowie Drüsen und füllt an zahlreichen Stellen in unserem Körper freien Raum aus. Die oberflächliche Faszie speichert Fett und Wasser, filtert die Lymphe, Nerven und Blutgefäße, außerdem federt sie Stöße von außen ab.

Unter der tiefen Faszie *(Fascia profunda)* versteht man dagegen die dichte, faserreiche Bindegewebsschicht: Sie durchdringt unseren Körper und umschließt Muskeln, Knochen, Nervenbahnen sowie Blutgefäße. Je nach lokaler Anpassung des Gewebes verdichtet sich diese Schicht zu flächenhaften Faszien, Bändern *(Ligamente)* und Sehnenplatten *(Aponeurosen)*. Tiefe Faszien enthalten einen hohen Anteil an Kollagen, also einen Eiweiß-Baustein, und sind daher besonders elastisch. Sie lassen sich wegen ihrer hohen Dichte jedoch weniger dehnen als oberflächliche Fasern.

Die große Lumbalfaszie am unteren Rücken verbindet beide Schichten miteinander: Sind die Faszien gesund und versorgt, schwimmen beide Schichten geschmeidig und elastisch übereinander. Sind sie dagegen spröde, hart oder gar verfilzt, dann verhaken sie sich und verursachen Rückenschmerzen.

Ziel ist es also, die verschiedenen Faszien in unserem Körper in einen Zustand des freien Gleitens zu bringen! Das sorgt für Geschmeidigkeit, mehr Beweglichkeit und nicht zuletzt für Schmerzfreiheit: So sind Sie wieder im Fluss!

INFO

FASZIEN IN SCHICHTEN: OBERFLÄCHLICH ODER MIT TIEFGANG?

- Fascia superficialis: Filter, Raumfüller und Stoßdämpfer
- Fascia profunda: Schutz von Muskeln, Knochen und Nervenbahnen
- Kombination: Lumbalfaszie am Rücken vereint beide Schichten!

Hülle-in-Hülle-Prinzip: Die einzelnen Schnitze einer Orange sind in kleine Beutel verpackt.

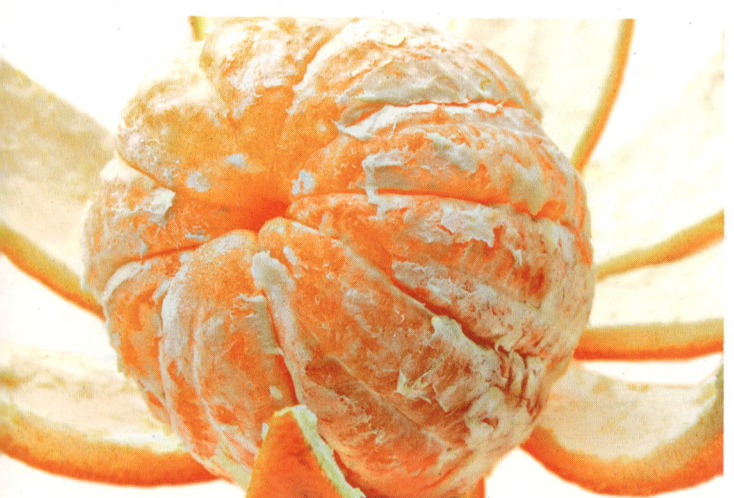

Faszien-Hüllen

Faszien verhüllen und verweben die Muskeln in unserem Körper. Nehmen wir nochmals das Orangen-Modell zur Hand: Wie die einzelnen Schnitze von einer fast durchsichtigen Haut umgeben sind, so sind auch unsere Muskeln in einer Schutzhülle verpackt. Die Faszien-Hülle besteht aus dem Eiweiß-Baustein Kollagen und schützt den Muskel als Ganzes gegenüber Stößen von außen. Dieses Bindegewebe sieht aus wie ein Schlauch, ist etwa einen halben bis einen Millimeter dick und wird auch äußere Faszien-Hülle oder *Epimysium (griech. epi = auf, darüber, darauf)* genannt.

Außerdem gibt es zwei weitere Schutz-Verpackungen: die inneren Faszien – sowie die Trennwand-Hülle. Letztere wird auch *Perimysium (griech. peri = um ... herum, umher)* genannt und unterteilt den Muskel durch Trennwände *(Septen)* in kleinere funktionelle Einheiten, die Muskelbündel. Die Trennwand-Hülle entspricht den weißen Fäden im Orangen-Modell.

Es geht sogar noch kleiner: Gemäß dem *Hülle-in-Hülle-Prinzip* gibt es innerhalb der jeweiligen Muskelbündel wiederum eine Verpackung – vergleichbar mit den Beuteln in den Orangen-Schnitzen, aus denen der gelbe Saft herausspritzt.

Diese innere Faszien-Hülle, auch *Endomysium (griech. endo = innen, innerhalb)* genannt, schützt jede einzelne Muskelfaser. Daran können Sie erkennen, wie vielschichtig und zugleich faszinierend das Verpackungsmaterial Faszien ist.

INFO

VERPACKUNGSMATERIAL FASZIEN

- Äußere Hülle (Epimysium): Schutz der Muskeln als Ganzes
- Trennwand-Hülle (Perimysium): Unterteilung in Muskelbündel
- Innere Hülle (Endomysium): Verpackung von einzelnen Muskelfasern

Faszien-Eigenschaften

Gesunde und trainierte Faszien besitzen zwei Eigenschaften: Elastizität und Viskosität.

Elastizität

Kennen Sie die sogenannten Thera-Bänder, mit denen Profi-Fußballer wie die Stuttgarter Kickers ihre Sprintfähigkeit trainieren? Diese farbigen Bänder geben zunächst nach, wenn der Spieler zum Spurt ansetzt. Schon nach wenigen Schritten stößt der Fußballer jedoch auf Widerstand und muss alle Kräfte mobilisieren, um dagegen anzurennen. Der Grund ist die Beschaffenheit des Bandes: Es ist elastisch, besitzt also eine widerstandsfähige Festig- oder Steifigkeit *(Elastizität)*.

Unter Spannung: Ein Thera-Band lässt sich nur mit Kraft auseinanderziehen.

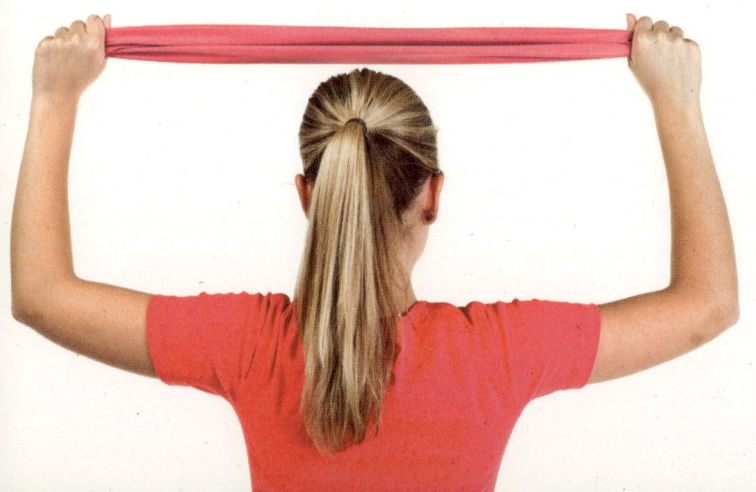

Würde es nachgeben, könnte der Kicker endlos rennen. Stattdessen muss er seine gesamte Kraft in den Antritt investieren, um explosivartig von der Stelle zu kommen. Genauso verhalten sich gepflegte Faszien: Die tief liegenden Fasern, die besonders kollagenhaltig sind, speichern Bewegungsenergie *(Kinetik)* und setzen diese anschließend ohne großen kinetischen Verlust frei. Besonders schön zu sehen ist diese Fähigkeit an der Achillessehne, die unsere Wadenmuskulatur umspannt. Elastische Faszien verbessern besonders die Sprintfähigkeit von Fußballspielern, Läufern und Triathleten.

Viskosität

Die zweite Eigenschaft von gesunden Fasern beschreibt die sogenannte Viskosität. Vielleicht kennen Sie den Begriff der Viskose aus einem anderen Zusammenhang: Viele Textilien enthalten diesen baumwollähnlichen Stoff. Denn Kleidungsstücke aus Viskose sind besonders hautfreundlich, atmungsaktiv und dehnbar. Deshalb wird diese Chemiefaser gerne in Stretch-Hosen *(engl. to stretch = dehnen)* verwendet, die nach einer gewissen Tragezeit weiter werden. Über diese Nachgiebigkeit *(Flexibilität)* verfügen auch trainierte Faszien: Sie sind zum Teil so weich, dass sie unter Belastung zeitweise ausleiern können. Deshalb sollte das Bindegewebe nicht nur gedehnt, sondern auch mit federnden Bewegungen beansprucht werden. Die Kombination aus beiden Übungen ergibt die sogenannte *Visko-Elastizität*.

INFO

KOLLAGEN: KLEBSTOFF DER FASZIEN

Der Begriff »Kolla« kommt aus dem Griechischen und bedeutet so viel wie »Leim«. Unter Kollagen versteht man also den Klebstoff, der Faszien und Muskeln zusammenschweißt. Dabei handelt es sich um eine wässrig-klebrige Grundsubstanz, vergleichbar mit dem Eiweiß eines rohen Hühnereis. Dieser Eiweiß-Baustein wird in den Faszien selbst hergestellt; verantwortlich für die Produktion des Kollagens sind die sogenannten *Fibroblasten*.

Diese Bindegewebszellen gelten auch als »Alleskönner unter den Zellen«: Sie stellen einerseits frisches Kollagen her und können andererseits altes entsorgen. Verletzen wir uns am Körper, laufen die Fibroblasten zu Höchstform auf und mutieren zu sogenannten *Myofibroblasten*.

Diese Zellen können viermal so viel Kollagen produzieren wie herkömmliche. Die erhöhte Eiweißmenge wird für die Wundheilung dringend benötigt: Kollagen zieht das Gewebe rund um die Verletzung zusammen und schließt somit die Wunde. Geht der Heilungsprozess aus irgendwelchen Gründen schief, verdicken sich Faszien am Rand der Wunde, es kommt zu Wucherungen des Bindegewebes *(Fibrotisierungen)*. Die Folge sind bleibende Narben am Körper.

Funktion

Faszien haben verschiedene Aufgaben in unserem Körper. Im Folgenden stellen wir Ihnen die wichtigsten Funktionen dieser Alleskönner vor.

Halt der Hülle

Das Gewebe in unserem Körper ist wie ein liebes Lebewesen: Es gibt uns Halt. Das ist nicht nur psychisch, sondern auch physisch gemeint.

Faszien formen uns zu dem, was wir nach außen hin darstellen: unseren Körper. Wären wir davon nicht umgeben, würden wir wie eine Wurst aus der Pelle quellen – eine unangenehme Vorstellung! Jeder von uns schaut beim Metzger lieber die wohlverpackte Weißwurst an als das Hackfleisch.

Doch warum ist das so? Weil ein trainierter Mensch knackiger und damit frischer wirkt, da sein Gewebe straffer ist als das eines Untrainierten.

Gutes Aussehen steigert nicht nur die Attraktivität beim anderen Geschlecht, sondern führt auch zu wachsender Beliebtheit in der Gesellschaft: Wir fühlen uns sexy! Unser Selbstbewusstsein nimmt zu, was wiederum unsere Leistungsbereitschaft im Alltag und im Beruf erhöht. Unser Körper fühlt sich geschmeidig an, und wir gleiten förmlich durchs Leben. Das sind die positiven Auswirkungen von regelmäßigem Faszien-Training – halten Sie durch!

Ordnung der Organe

Rein äußerlich betrachtet sind wir nicht mehr als eine Hülle. Die wahren Schätze unseres Daseins liegen tief im Inneren verborgen: unsere Organe.

Damit Gehirn, Herz und Magen ungestört arbeiten können, braucht es einen äußerlichen Schutz: Faszien sind die Stoßdämpfer unseres Körpers. Sie federn Stöße, Schläge und Tritte von außen ab, damit nichts davon nach innen dringt und lebenswichtige Organe beschädigt. Außerdem sorgen Faszien dafür, dass unsere Organe an Ort und Stelle bleiben, also nicht versehentlich in unserer Hülle verrutschen. Diese Aufgaben erfüllt das Gewebe, indem es Hohlräume zwischen den Organen mit Leben füllt und über Nervenbahnen Informationen zu Position und Lage der Organe im Körper an das Gehirn sendet. Das verschafft Ordnung und Überblick!

In Form: Faszien geht es nicht um die Wurst, sondern um ihre Pelle.

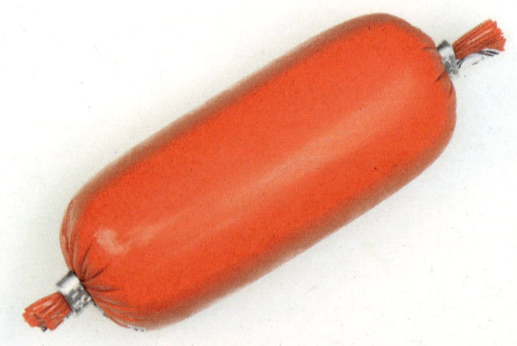

Kläranlage des Körpers

Mit durchschnittlich 18 bis 23 Kilogramm Masse trägt das Bindegewebe eine große Verantwortung in unserem Körper und ist daher von erheblicher Bedeutung für unser allgemeines Wohlbefinden: Faszien ziehen sich nicht isoliert durch unseren Körper, sondern bilden ein verzweigtes Netz aus unzähligen Fäden, vergleichbar mit einem Spinnennetz.

Darin enthalten sind Lymphgefäße, Blutbahnen, Nerven, Wasser und Immunzellen. Es filtert die Abfallprodukte aus der Lymphe, hält unser Blut im Fluss, kommuniziert mit dem Gehirn, sorgt für ausreichend Flüssigkeitszufuhr in den Zellen und stärkt unsere Abwehrkräfte!

Kurzum: Faszien sind die Kläranlage unseres Körpers. Deshalb ist es so wichtig, dass wir unsere Fasern nicht nur in ihrer physischen Funktion – Formgebung des Körpers – pflegen, sondern sie auch in ihren psychischen Aufgaben fördern. Denn körperlich gelöste und frei gleitende Faszien stärken unser Immunsystem und somit die Psyche des Menschen: Mit straffem Gewebe richten wir uns nicht nur äußerlich, sondern auch innerlich auf.

Wahrnehmung der Sinne

Sind Sie noch bei Sinnen? Wenn Sie schmecken, tasten, fühlen, hören und sehen können, dürfen Sie diese Frage getrost mit »Ja« beantworten. Aber kennen Sie auch Ihr sechstes Sinnesorgan? Nein? Dann stellen wir Ihnen dieses Wunderwerk im Folgenden vor:

Der sechste Sinn ist eine Mischung aus Fühlen und Tasten. Er beschreibt etwa das Vortasten unseres bloßen Fußes auf unbekanntem Untergrund mit gleichzeitigem Fühlen der Bodenbeschaffenheit. Diese Art der Wahrnehmung des *eigenen* Körpers – im Gegensatz zur Fremdwahrnehmung *(Sensomotorik)* – bezeichnen Wissenschaftler als *Propriozeption (lat. proprius = eigen; recipere = aufnehmen).* Probieren Sie es doch mal aus, indem Sie Ihre alltäglichen Wege ganz bewusst beschreiten: Gehen Sie schnell, mit großen Schritten? Ist der Untergrund kalt oder warm? Welche Geräusche aus der Umgebung nehmen Sie wahr? Sie werden erstaunt sein, wie viel Neues Sie auf ausgetretenen Pfaden entdecken. Faszien verfügen ebenfalls über diesen sechsten Sinn und gelten daher als wichtigstes Organ für die Propriozeption des Menschen: Sie können über Nerven-

Mit gipsartigen Schuhen verlernen Kinder, den Boden unter ihren Füßen wahrzunehmen.

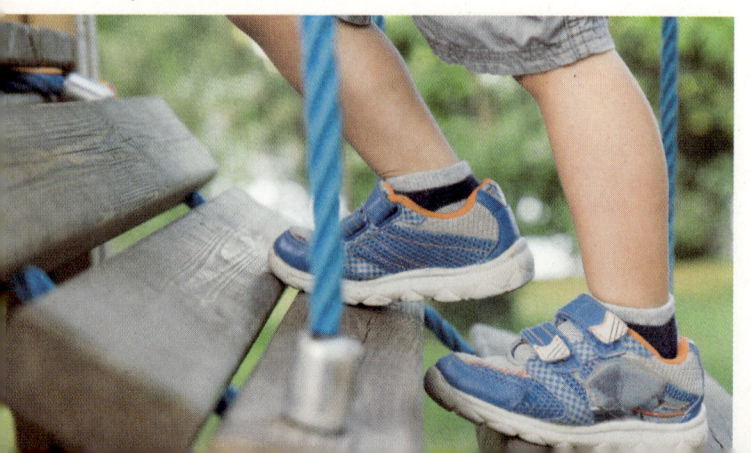

endungen *(Rezeptoren)* Schmerzen in unserem Körper
wahrnehmen und dieses Signal direkt an unser Gehirn
weiterleiten. Diese Fähigkeit besitzen Muskeln zwar
auch, Fasern haben jedoch sechsmal so viele Schmerz-
Rezeptoren. Sie sind also wie eine Antenne auf dem
Hausdach: Faszien empfangen und senden Signale in
Sekundenschnelle über ein filigranes Netzwerk in unserem Körper. Was sie zu vermelden haben, sollte daher
nicht ignoriert, sondern – wie bei einem Decoder – ent-
schlüsselt werden: Die Botschaft kann uns Aufschluss
über die Befindlichkeiten unseres Körpers geben. Denn
die Fühler unseres Gewebes sind sehr sensibel und
strecken sich nach allem Möglichen aus: Sie können
Schwere, Wärme und Entspannung einzelner Körperteile
aufspüren, außerdem nehmen sie niedrigen Blutdruck,
erhöhten Puls und Darmbewegungen wahr. Dieser
sechste Sinn der Faszien erklärt, wie etwa Physiothera-
pie über die Nervenbahnen *(Vegetatives Nervensystem)*
unseres Körpers wirkt und bei inneren Verletzungen
ohne operativen Eingriff hilft.

Wegen der Verzweigung des Faszien-Netzes muss die
Ursache jedoch nicht zwingend an der Stelle liegen, die
den Schmerz ausgelöst hat – sondern überall im Körper!
Also hören Sie beim nächsten Mal genau hin, was Ihr
Gewebe Ihnen zu sagen hat.

Das Faszien-Netz ist so gigantisch, dass unser Bindegewebe als größtes Sinnesorgan überhaupt gilt: Es ist
flächenmäßig sogar größer als unsere gesamte Haut!

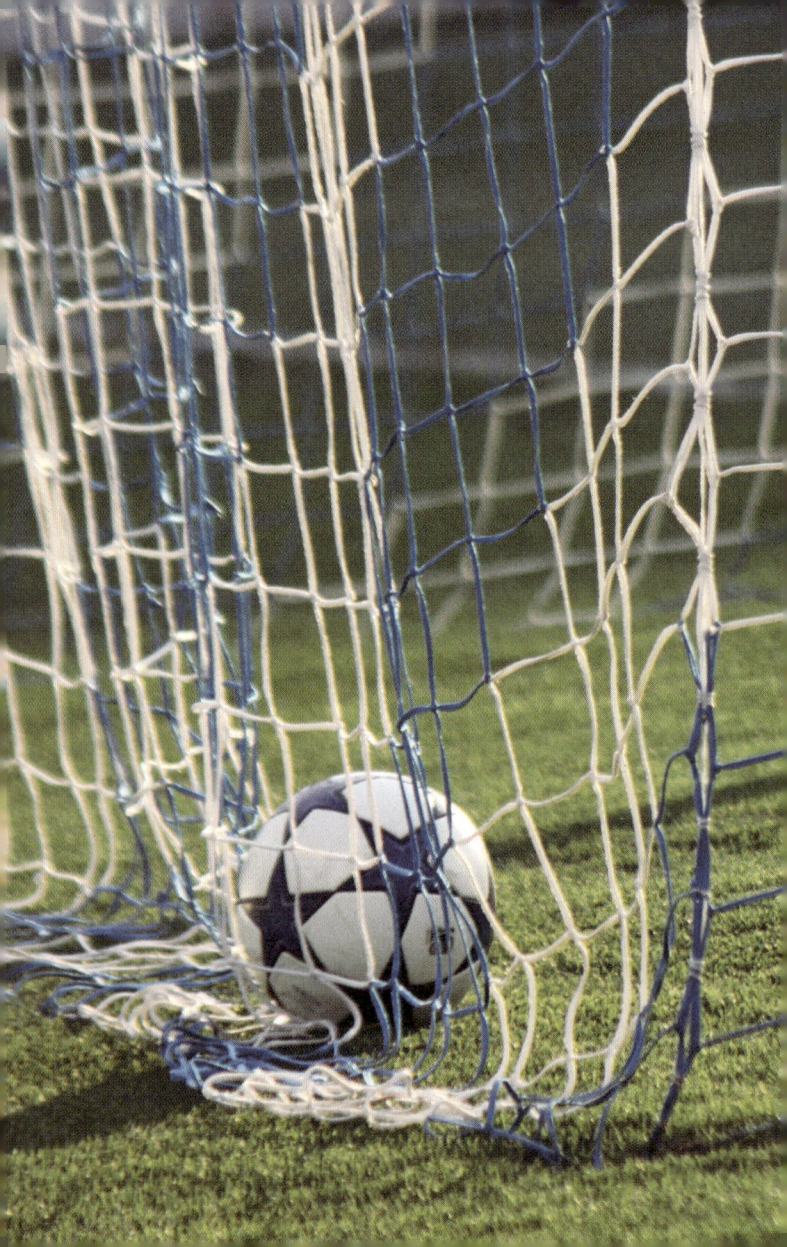

Faszien
und ...

Faszien spielen bei vielen Sportarten eine große Rolle: Regelmäßiges Lockern des Bindegewebes verhilft nicht nur Läufern, sondern auch Yoga-Schülern zu mehr Beweglichkeit. Fußball-Profis wie die Stuttgarter Kickers schwören nach dem Spiel auf die Regeneration mit der Schaumstoffrolle.

… Laufen

Dass wir als erwachsene Menschen der Gattung *Homo sapiens* heutzutage aufrecht durchs Leben gehen, ist keineswegs selbstverständlich, sondern der Evolution zu verdanken: Während sich unsere affenähnlichen Vorfahren teilweise noch auf vier Beinen von Baum zu Baum hangelten, vergingen Millionen von Jahren, bis sich der aufrechte Gang bei der menschlichen Spezies *Homo erectus* durchsetzte. Warum das so lange dauerte, wollen Sie wissen? Die Antwort ist einfach: Der ursprüngliche Vierbeiner musste erst lernen, aufrecht zu stehen und zu gehen. Denn seine Laufwerkzeuge, also unsere heutigen Füße, waren überhaupt nicht für den zweibeinigen Gang *(Bipedie)* ausgebildet, da er sie bis zu diesem Zeitpunkt nicht dafür gebraucht hatte.

An diesem Lernprozess sehen Sie, wie wichtig die folgende Erkenntnis ist: »Use it or lose it« *(engl. = »Benutze oder verliere es«)*, beschreibt das Prinzip, das für unsere Faszien gleichermaßen gilt. Gewebe, das nicht regelmäßig beansprucht wird, verliert seine Funktion: Wir verspüren bei alltäglichen Bewegungen plötzlich Schmerzen. Um dieses unangenehme Gefühl bei unseren Laufwerkzeugen zu verhindern, müssen wir gezielt die Faszien unserer Füße trainieren.

Die wichtigsten sind die Plantarfaszie an der Fußsohle und die Achillessehne an der Wade. Beide sind besonders dick und großflächig, zählen also zu den tiefen

Faszien. Ihre Funktionstüchtigkeit ist Voraussetzung für schmerzfreies Stehen, Gehen und Laufen: Wir können keinen Schritt ohne sie – das macht den unschätzbaren Wert dieser beiden Fasern aus!

Plantarfaszie: Dickes Polster an der Fußsohle

Betrachten wir die Plantarfaszie einmal aus der Nähe: Sie verläuft von der großen Zehe bis zur Ferse und ist für gewöhnlich rund drei Millimeter dick. Bei Bewegungsmangel kann sie jedoch verfilzen und bis zu sieben Millimeter dick werden – mit fatalen Folgen: Verfilztes Gewebe führt zu Durchblutungsstörungen und im schlimmsten Fall zur Amputation des Fußes. Diesem Risiko sind besonders Diabetiker ausgesetzt, die ihre Füße deshalb regelmäßig von einem sogenannten Podologen kontrollieren lassen sollten (*Medizinische Fußpflege*).

INFO

ERKENNTNISSE DER EVOLUTION

- Wer seine Füße nicht nutzt, verlernt zu gehen. (Use it or lose it)
- Lange Achillessehnen haben sich in der Evolution durchgesetzt.
- Natürliches Laufen erfolgt über den Vorfuß. (Natural Running)

Das Fettpolster der Plantarfaszie hat sich über Jahre hinweg ausgebildet, denn unsere direkten Vorfahren der Gattung *Homo sapiens* gingen barfuß auf die Jagd. Ihre bloßen Füße waren also harten Untergrund gewöhnt, mussten kleine Steine und Dornen schmerzfrei überwinden und formten mit der Zeit eine Schutzschicht an der Fußsohle.

Da das Gewebe am Vorderfuß besonders gut ausgebildet ist, geht man davon aus, dass unsere Vorfahren auf dem Ballen gelaufen sind. Probieren Sie es einmal selbst aus: Ziehen Sie Schuhe und Strümpfe aus und setzen Sie – ohne groß zu überlegen – einen Fuß vor den anderen. Sie werden feststellen, dass Sie Ihren Fuß auf natürliche Weise ebenfalls vorn auf dem Ballen aufsetzen, ohne über die Ferse abzurollen.

Diese Art des Fußaufsatzes feierte vor ein paar Jahren ihr Comeback in der Laufszene – zum Leidwesen der Sportindustrie: Jogger erkannten die Vorzüge des sogenannten Vorfußlaufens *(Natural Running)*, warfen ihre gepolsterten und gestützten Laufschuhe in die Tonne und kauften stattdessen Minimalschuhe ohne jegliche Dämpfung oder liefen ganz ohne durch die Landschaft. Denn wer seinen Fuß lediglich auf dem Ballen aufsetzt, spart Zeit und Energie gegenüber demjenigen, der über den ganzen Fuß abrollt.

Deshalb laufen Weltklasse-Athleten wie der jamaikanische Sprinter *Usain Bolt* die 100 Meter mit ganz kurzen Bodenkontakten ausschließlich über den Vorderfuß. Die

Extremer Vorfußlauf empfiehlt sich nur für Sprinter.

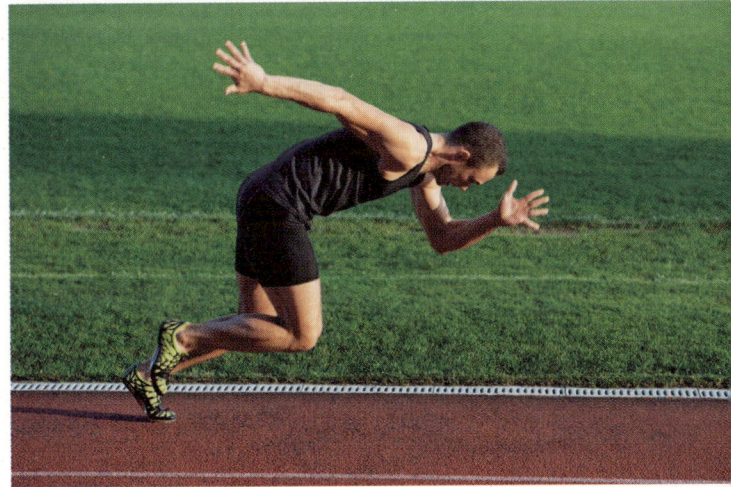

wortwörtliche Spitzen-Leistung gibt ihnen recht: Mit
9,58 Sekunden (Berlin 2009) gilt Bolt nicht umsonst als
schnellster Mann der Welt! Sie müssen jedoch keinen
Weltrekord laufen, um Ihre Plantarfaszie geschmeidig
zu halten. 10.000 Schritte am Tag tun es laut Bewe-
gungsforschern genauso! Hört sich nach viel an, ist aber
mit ein paar Tricks ganz leicht umzusetzen: Nehmen
Sie auf dem Weg ins Büro die Treppe (statt den Auf-
zug), gehen Sie zu Ihrem Kollegen an den Arbeitsplatz
(statt ihn anzurufen), und stehen Sie zum Kaffeetrinken
zwischendurch auf (statt auf dem Bürostuhl zu sitzen).
Falls Sie sich nicht sicher sind, ob Sie am Ende des Tages
auf die empfohlene Anzahl kommen, legen Sie sich einen

Ein Fitness-Tracker hält Sie nicht nur auf Trab, sondern macht auch am Handgelenk eine gute Figur.

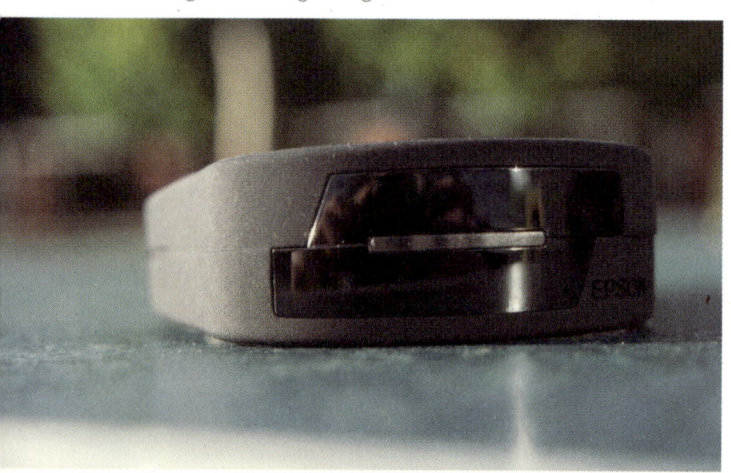

Schrittzähler *(Pedometer)* zu. Diese kleinen Geräte lassen sich wie ein Armband am Handgelenk tragen und zählen jeden Ihrer täglichen Schritte mit – vom Aufstehen bis zum Schlafengehen. Einfache Schrittzähler gibt es ab 20 Euro im Elektronikfachhandel zu kaufen, die High-Tech-Modelle *(Fitness-Tracker)* zeichnen zusätzlich Kalorienverbrauch, Fitness-Level und Schlafrhythmus ihres Trägers auf.

Achillessehne: Sprungfeder an der Wade

Erinnern Sie sich an den Neandertaler? Er streifte zusammen mit einer Frühform des *Homo sapiens* durch die Wälder, hat diesen jedoch nicht überlebt. Und wissen Sie auch, warum? Weil er zu lange Achillessehnen hatte! Das ist zumindest eine mögliche Erklärung für das Aussterben des Neandertalers.

Denn wer längere Strecken zurücklegen will, ist mit einer kürzeren Sehne besser bedient: Die Achillessehne ist die stärkste Sehne unseres ganzen Körpers und gleichzeitig die Endsehne des dreiköpfigen Wadenmuskels. Sie reicht vom Fersenbein bis fast zum Knie und verfügt über eine hohe Elastizität: Wie eine Sprungfeder spannt sich die Achillessehne an und speichert rund 40 Prozent der Aufprallenergie, wenn wir den Fuß mit dem Sprunggelenk auf dem Boden aufsetzen. Rollen wir dann mit der Sohle ab, zieht sich dieses Wunderwerk der Natur zusammen und setzt die zuvor gespeicherte Energie frei. Diese Arbeitsweise der Achillessehne ermöglicht uns leichtes Hüpfen, hohes und weites Springen und nicht zuletzt schnelles Laufen!

Das sind nur drei Gründe, warum Sie diese natürliche Feder mit ein paar gezielten Übungen beweglich halten sollten. Hüpfen Sie doch zur Abwechslung in Ihrem Alltag einfach eine kürzere Strecke, statt zu Fuß zu gehen. Erinnern Sie sich an Ihre Kindheit, als Sie unbeschwert durchs Leben gesprungen sind. Genauso soll sich Ihr Hüpfen heutzutage anfühlen – locker und leicht wie eine Feder! Sprünge können Sie wunderbar an einer Treppe mit mehreren Stufen üben: Springen Sie dazu möglichst abwechslungsreich, indem Sie mal zwei Stufen einbeinig im Wechsel, mal eine Stufe mit beiden Beinen

gleichzeitig und zuletzt eine Stufe abwechselnd mit
jeweils einem Bein nehmen. Das fördert die Konzentra-
tion beim Treppen-Training und schult gleichzeitig Ihre
Koordination! Mini-Hüpfer auf der Stelle *(Skipping)* sind
ebenfalls eine Variante für Sprünge. Achten Sie beim
Skipping darauf, den Fuß nur ganz kurz und so leise wie
möglich auf dem Boden aufzusetzen *(Ninja-Prinzip)*.
Falls Sie nicht sowieso schon gelegentlich joggen, ist
jetzt ein guter Zeitpunkt, damit anzufangen: Suchen Sie

*Gemeinsames Laufen motiviert und hat einen hohen
Unterhaltungswert.*

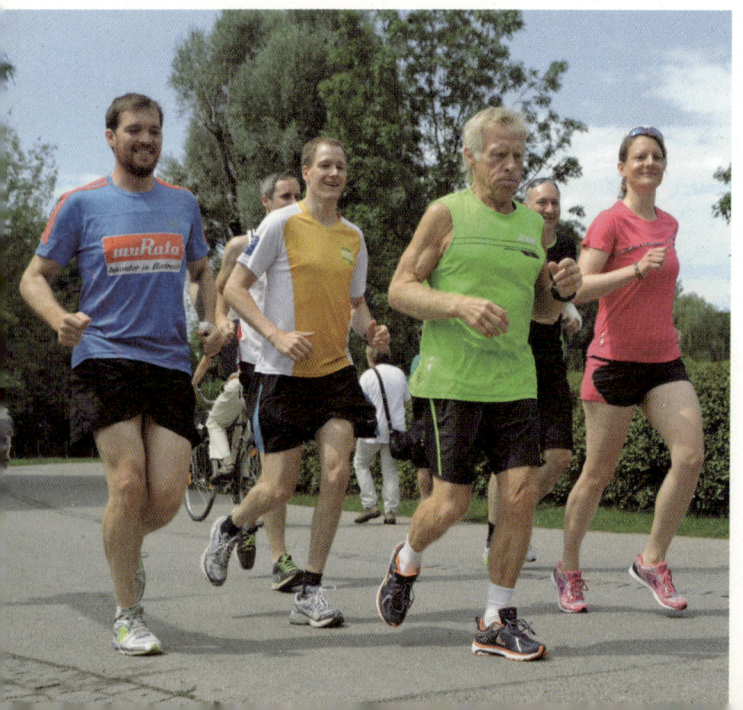

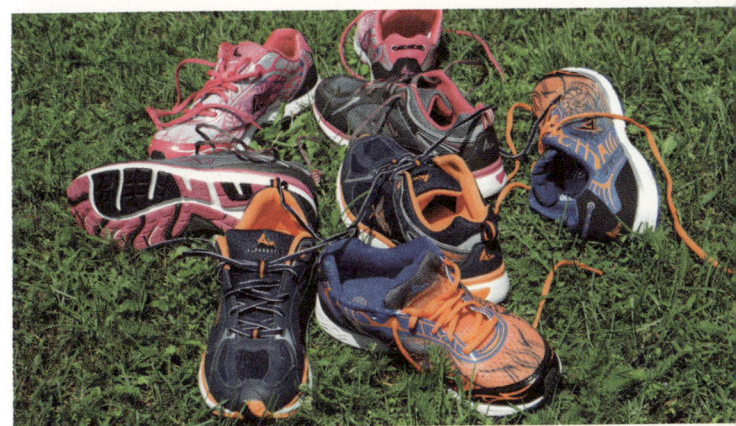

sich zum Einstieg einen Laufpartner oder schließen Sie sich einer Laufgruppe im Verein oder bei der Volkshochschule an. Die Gruppe muss nicht zwingend von einem Trainer geleitet werden. Im Vordergrund soll die Freude an der gemeinsamen Bewegung stehen. Außerdem fällt es Ihnen mit einer festen Verabredung leichter, Ihre Laufschuhe regelmäßig zu schnüren.

Gehen Sie die ersten Kilometer langsam an, machen Sie unterwegs Gehpausen und steigern Sie sich mit der Zeit zu Ihrem persönlichen Wohlfühltempo. Ziel sollte es sein, dass Sie eine halbe Stunde am Stück laufen können, ohne beim Reden außer Atem zu kommen! Wenn Sie erst einmal die wohltuende Wirkung des Laufens, den freien Kopf und die heiße Dusche danach für sich entdeckt haben, werden Sie schon bald aus eigenem Antrieb heraus die Schuhe schnüren.

... Rollen

Rollen ist eine Form der myofaszialen Therapie *(griech. myos = Muskeln)*, also eine Behandlung, die Muskeln und Faszien gleichermaßen betrifft. Anders als bei Manualtherapien *(lat. manus = Hand)* wie Akupunktur, Rolfing und Triggerpunkte werden dabei nicht die Hände eines Behandelnden benötigt. Vielmehr geht es beim Rollen um die Selbstmassage *(Fascial Release)* des eigenen Körpers mithilfe der Schaumstoffrolle, auch Faszienrolle genannt. Man unterscheidet zwei Arten: das langsame Rollen *(Rehydration)* und das schnelle Rollen *(Tonisierung)*.

Rehydration: Rollen mit Genuss

Beim rehydrierenden Rollen geht es um den natürlichen Fluss unseres Körpers: Mit langsamen Bewegungen in alle Himmelsrichtungen wird abgestandenes Wasser aus dem Gewebe gepresst, die Durchblutung gefördert und die Produktion von Frischwasser angeregt. Dadurch bleiben wir beweglich und unsere Faszien geschmeidig! Entscheidend ist, dass Sie langsam am Stück rollen und die Bewegung genießen: Spüren Sie in Ihren Körper, nehmen Sie das Gefühl vor und nach den Übungen wahr. Geben Sie einen leichten Druck auf die Rolle, sodass es sich anfühlt, als würden Sie mit einem Pflug das Feld bestellen. Bleiben Sie nach der Rolleinheit ein paar Minuten mit geschlossenen Augen auf dem Boden liegen und genießen Sie Ihren durchgepflügten Acker!

Gruppenkurse im Fitnessstudio helfen beim Einstieg ins rehydrierende Rollen.

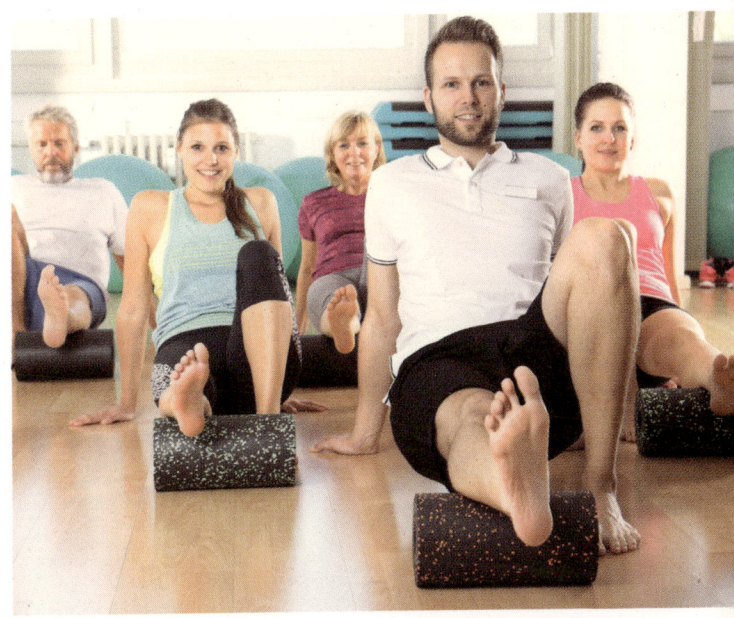

Tonisierung: Rollen mit Leistungscharakter

Anders verhält es sich bei der sogenannten Tonisierung, also der Straffung des Bindegewebes. Um diesen Zweck zu erreichen, darf herzhaft gerollt werden! Diese Art der Rollbehandlung ist besonders vor Rennen, Wettkämpfen oder Fußballspielen, wie den Liga-Partien der Stuttgarter Kickers, zu empfehlen. Denn durch schnelles, intensives Rollen wird kurzfristig der Spannungszustand (*Tonus*) unseres Gewebes erhöht, die Spannkraft von elastischen

Fasern wie der Achillessehne nimmt zu. Das hilft Läufern, Triathleten und Fußballspielern beim Springen und Sprinten gleichermaßen. Vielleicht möchten Sie diesen Effekt bei Ihrer nächsten Jogging-Einheit einmal ausprobieren? Dann legen Sie sich unmittelbar vor dem Training auf die Rolle – und zwar mit Ihrem ganzen Körpergewicht! Lassen Sie sich also »fallen«, um durch kurze, knackige Bewegung möglichst tief ins Gewebe einzudringen. Sie werden erstaunt sein, wie schnell Ihr Körper auf den mechanischen Reiz mit Anspannung reagiert – eine lohnenswerte Erfahrung!

Anrollen: Starke Reize schützen vor Verletzungen bei Wettkämpfen und Fußballspielen.

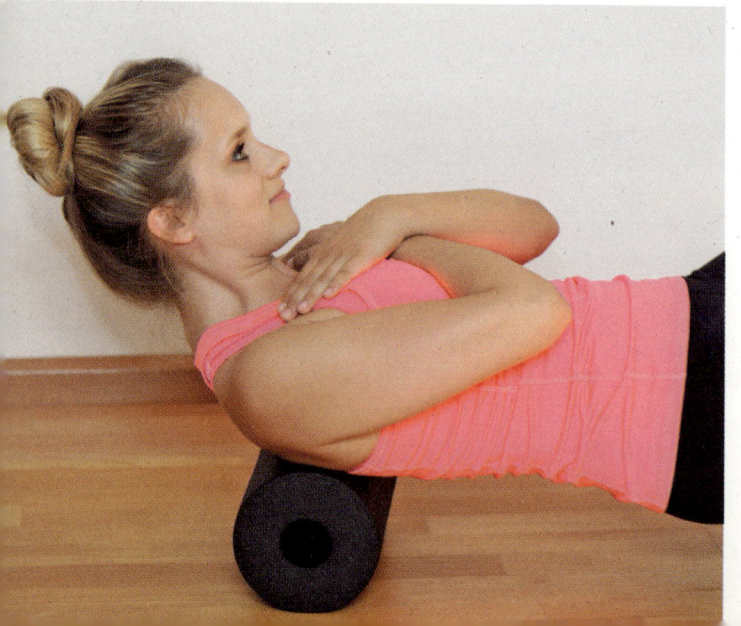

ROLFING: ERSATZ FÜRS ROLLEN?

Das sogenannte Rolfing gehört zu den Manualtherapien. Diese Behandlungsformen wirken in der Tiefe, regen dort den Stoffwechsel an und führen zur Ausschüttung entzündungshemmender Botenstoffe im Körper des Patienten. Begrifflich geht Rolfing zurück auf die amerikanische Biochemikerin Dr. Ida Rolf, die der Bindegewebsmassage ihren Namen gab. Ziel von Rolfing-Therapeuten wie Dr. Robert Schleip ist es, die Körperstruktur seiner Patienten so zu verbessern, dass der Mensch sich müheloser im Schwerkraftfeld der Erde bewegt und sich einer körperlich, seelisch sowie geistig aufrechten Lebenshaltung annähern kann. Im Vordergrund der Behandlung steht der Mensch als Ganzes (ganzheitlicher Ansatz). Neben der Behandlung am Bindegewebe sollte die Körperwahrnehmung des Patienten geschult werden, um ökonomische Bewegungsabläufe zu erreichen. Rolfing geht also über das herkömmliche Faszien-Training hinaus, kann jedoch im Zweifel die Selbstmassage ersetzen: Dabei nehmen die Hände des Therapeuten die Aufgabe der Faszien-Rolle wahr.
In vielen Fällen gehen Faszien-Behandlung und Rolfing Hand in Hand. Das liegt daran, dass es sich bei beiden Formen um Manualtherapien handelt. Der bekannteste deutsche Faszienforscher ist ebenfalls ein ausgebildeter Rolfer: Dr. Robert Schleip.

… Yoga

Yoga ist allgemein bekannt als Sportart für mehr Beweglichkeit im Körper. Stile wie das klassische Hatha-,
Ashtanga- und Vinyasa-Yoga sind besonders körperbe-
tont. Bei den einzelnen Übungen, auch *Asanas* genannt,
wird hauptsächlich mit sogenannten schmelzenden
Dehnungen gearbeitet. Dabei verstärkt der Yogi eine
bereits bestehende Dehnung, indem er durch mentale
Entspannung noch tiefer in die Übung eindringt.
Ein gutes Beispiel ist der *Herabschauende Hund*: Bei
dieser Asana geht es zunächst darum, die Waden zu dehnen. Ist man in der Position angelangt, versuchen geübte
Schüler durch Tiefen-Atmung *(Pranayama)* zusätzlich die
Ferse nach hinten sowie nach unten zu ziehen.

*Tiefe Dehnung: Beim Herabschauenden Hund berühren die
Fersen den Boden.*

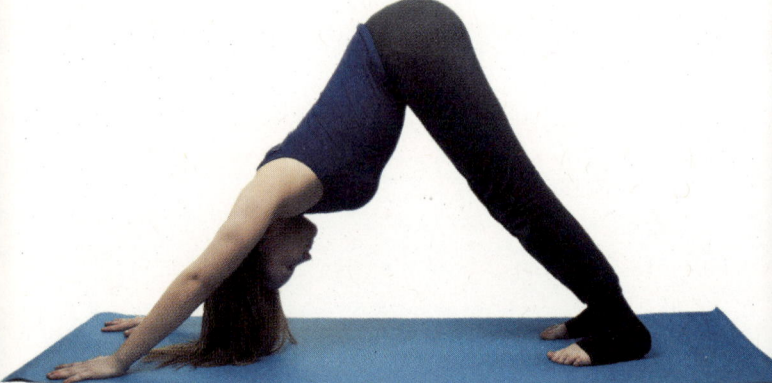

Die Rekel-Dehnung einer Katze ist ein Naturschauspiel.

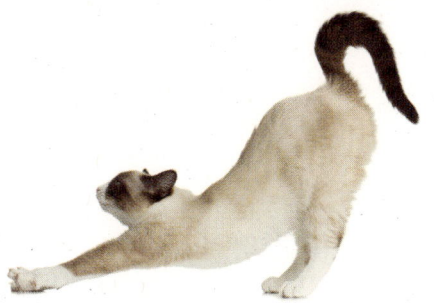

Im Gegensatz zum Faszien-Training werden die Sehnen beim Yoga nicht ausreichend gedehnt. Es kann also vorkommen, dass jemand zwar jahrzehntelang Yoga betreibt, seine Achillessehne jedoch so spröde ist wie die eines 90-jährigen Stubenhockers! Denn ein komplettes Faszien-Übungsprogramm vereint schmelzende Dehnungen mit federnden Mini-Bewegungen.

Ein natürliches Vorbild für diese Kombination ist das Rekeln von Raubkatzen. Sie haben eine Katze zu Hause? Dann beobachten Sie einmal, wie sie sich nach dem Aufwachen verhält: Katzen suchen sich in der Regel einen Fixpunkt – am liebsten auf der schwarzen Ledercouch –, krallen sich daran fest und ziehen in einer lang gestreckten Bewegung genüsslich daran, indem sie ihren Körperschwerpunkt Richtung Schwanz verlagern. Dabei wirken die Katzenkrallen wie Federn, die die Dehnung unter Spannung halten – ein natürliches Vorbild für eine perfekte Faszien-Übung!

AKUPUNKTEUR BODO SCHMIDT
LÖST MIT NADELN ENERGIEBLOCKADEN

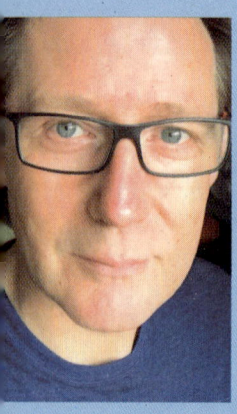

Bodo Schmidt praktiziert seit 23 Jahren die Traditionelle Chinesische Medizin (TCM) in seiner Naturheilpraxis »Be in touch« in Reutlingen. Dabei setzt er nicht nur auf Heilkräuter bei seinen Patienten, sondern auch auf Akupunktur.

»Ziel ist es, die Selbstheilungskräfte des Körpers so zu aktivieren, dass er wieder in der Lage ist, sich selbst zu regulieren. Dafür wird die Lebensenergie *Chi* an bestimmten Stellen mittels feiner Nadel stimuliert«, sagt Schmidt über die unkonventionelle Behandlungsmethode.

Gemäß der TCM-Lehre wird unser Körper von verschiedenen energetischen Leitbahnen *(Meridianen)* durchzogen. Entlang dieser Meridiane sollen Akupunktur-Nadeln nicht nur bestimmte Punkte stimulieren, sondern dadurch auch Blockaden des menschlichen Energieflusses lösen.

Entscheidend bei der Behandlung sind die Einstichstellen. 386 Hauptpunkte der Akupunktur am menschlichen Körper sind bisher nachgewiesen. Einige von ihnen sind im Westen auch als sogenannte *Triggerpunkte* bekannt.

Die amerikanische Akupunktur-Forscherin und Neurologin *Dr. Helen Langevin* fand ferner heraus, dass die meisten Akupunktur-Punkte an faszialen Umschaltpunkten liegen: Durch das Drehen und Bewegen der Nadel an der Einstichstelle bindet sich das Gewebe fester an die ultrafeinen Nadeln und die Bindegewebsfasern werden aktiviert.

»In der TCM werden Faszien zusammen mit Sehnen den Muskeln zugeordnet und vom Organkreis der Leber regiert«, weiß Schmidt aus langjähriger Erfahrung. »Akupunktur kann besonders den Fluss der Leber-Energie anregen und damit den Bewegungsapparat maßgeblich beeinflussen.«

Der körperliche Reiz wird sofort ans Gehirn weitergeleitet, was sowohl die Schmerzhemmung als auch Schmerzwahrnehmung des Patienten verändert.

»Das führt zu großem Erfolg bei Rückenbeschwerden, aber auch bei Sportverletzungen«, erklärt Schmidt und ergänzt: »Schmerz ist der Schrei des Gewebes nach fließender Energie.« Heilpraktiker Bodo Schmidt, der gerne mit seinen Händen arbeitet *(Körperarbeit),* nimmt außerdem durch Ausstreichen, Drücken und Kneten physischen Kontakt zum Patienten auf – getreu dem Namen seiner Praxis »Be in touch«.

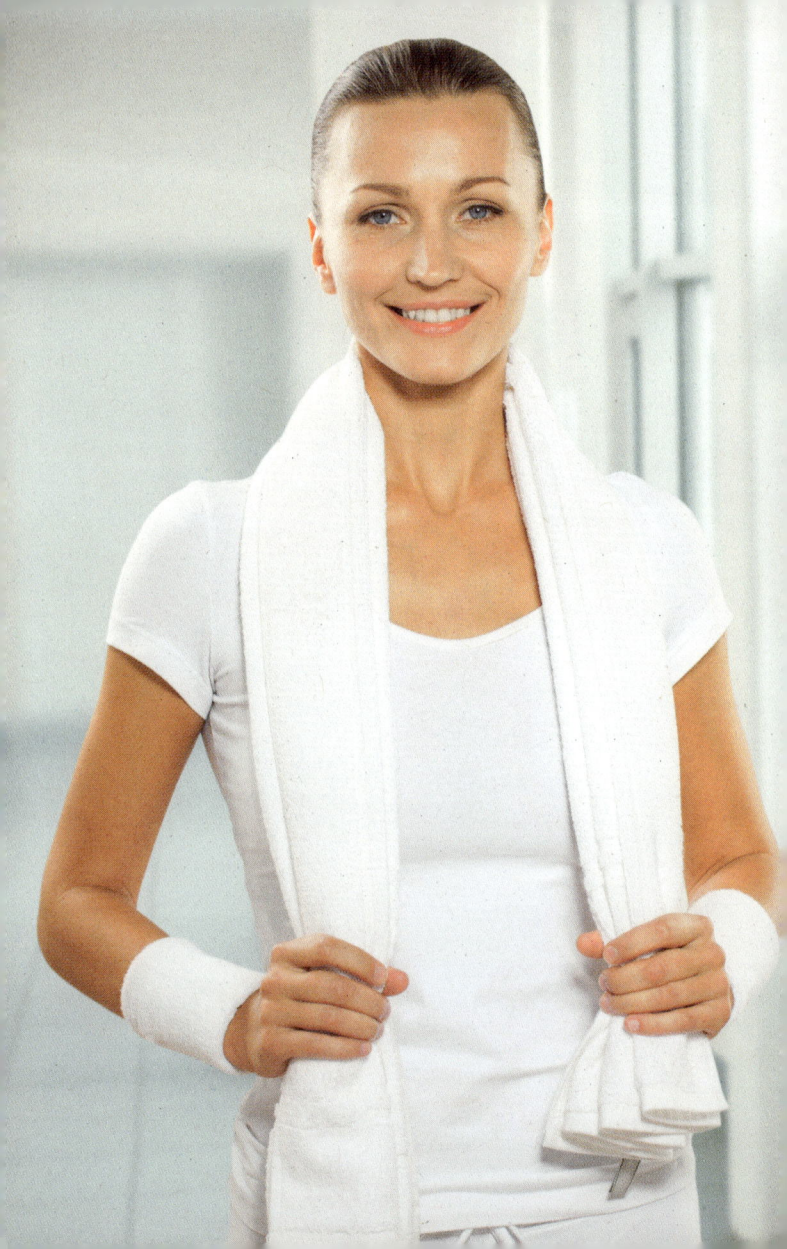

Faszinierende Anwendungs- gebiete

Wer seine Faszien trainiert, der beugt

nicht nur Schmerzen in Knien, Schultern

und Rücken vor, sondern leistet auch einen

Beitrag zur persönlichen Altersvorsorge.

Gepflegte Faszien lassen zudem unseren

Körper knackig erscheinen und machen

uns attraktiv. Gutes Aussehen führt wiederum

zu ganzheitlichem Wohlbefinden.

Schmerzen bei jedermann

Verklebte und verfilzte Faszien verursachen Beschwerden, das ist die schlechte Nachricht. Diese Schmerzen können an vielen Stellen im Körper zum Ausdruck kommen – denn das Faszien-Netzwerk ist sehr verzweigt! Die gute Nachricht ist: Es gibt ganz pragmatische Lösungen – ohne Operation und mit erstaunlichem Erfolg. Faszien-Therapeutin *Michaela Haupt* hat im Folgenden drei Fallbeispiele aus ihrer Praxis ausgewählt.

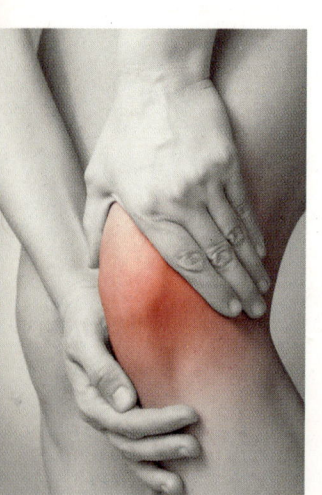

Knie

Eine 47 Jahre alte Patientin litt nach einer Wanderung in den Alpen an starken Knie-Schmerzen und kam mit diesen Beschwerden in die Praxis von Michaela Haupt. Bei der körperlichen Untersuchung stellte die Therapeutin fest, dass die Faszien im Oberschenkelbereich der Frau verkürzt waren und Verhärtungen aufwiesen.

»Durch Schaben und Reiben sowie die punktuelle Druckmassage konnte die Patientin bereits nach einer Sitzung wieder schmerzfrei gehen«, berichtet Haupt. Ergänzend rät die Therapeutin, Übergewicht zu reduzieren, Stressfaktoren abzubauen und ausreichend zu schlafen.

Haupt: »Diese Maßnahmen unterstützen die Behandlung und tun dem Patienten selbst danach noch gut.«
Förderlich für eine nachhaltige Faszien-Therapie sei
außerdem gute Ernährung mit ausreichend Flüssigkeitszufuhr in Form von stillem Wasser.

Schulter

Über anhaltende Nacken-Schulter-
Schmerzen sowie Kribbeln in den
Fingern klagte ein 60-jähriger
Patient. Der Mann konnte nachts
kaum schlafen, so belastend waren
die Beschwerden. Der ärztliche
Befund ergab eine Halswirbelver-
krümmung, starke Abnutzungen
des Schultergelenks und einen
Bandscheibenvorfall bei dem
60-Jährigen. Deshalb rieten ihm die
Ärzte zur Operation mit stationä-
rem Aufenthalt im Krankenhaus.

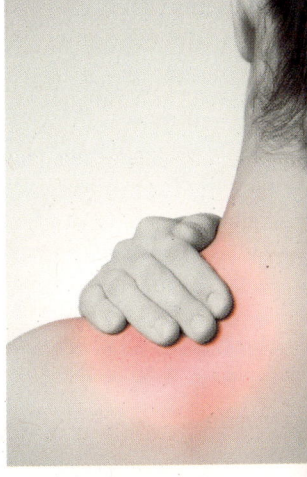

»Als ich den Patienten untersuchte, fand ich massive
Verhärtungen im Nacken- wie auch im oberen Brust-
bereich, die ich durch gezieltes Streichen und Drücken
bearbeitete«, erklärt Haupt. »Bereits nach der ersten
Behandlung verspürte er eine deutliche Besserung.«
Nach der dritten Anwendung waren die Nacken-Schulter-
Schmerzen verschwunden, das Kribbeln in den Fingern
ließ nach weiteren Sitzungen merklich nach.

Faszien-Training hilft also nicht nur bei Bewegungseinschränkungen und Steifigkeit der Gelenke, sondern
auch bei Symptomen mit unklarer Ursache wie Finger-
Kribbeln.

»Das Bindegewebe-Netzwerk ist gigantisch«, schwärmt
Haupt. So können beispielsweise Magen-Darm-Pro-
bleme mit verfilzten Faszien zusammenhängen, Span-
nungskopfschmerz und nächtliches Zähneknirschen
(Bruxismus) sind in vielen Fällen ebenfalls darauf zurück-
zuführen. Selbst Narben und Gewebsverklebungen
nach Operationen können Probleme bereiten. »Dieser
Zusammenhang wird oft nicht bedacht«, warnt die
Therapeutin.

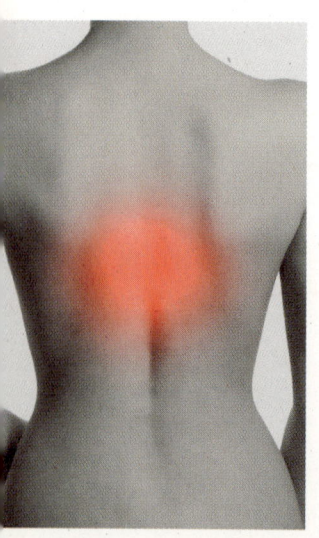

Rücken

Eine 40-jährige Patientin verspürte
Rückenschmerzen im gesamten
unteren Bereich der Wirbelsäule,
dem Lendenbereich. Beim Abtasten
ihres Körpers diagnostizierte die
Therapeutin eine Faszien-Spannung im unteren Bauchraum.
»Faszien sind eng miteinander
verknüpft«, weiß Haupt aus Erfahrung, »deshalb kann es sein, dass
der Rücken wehtut, obwohl der
Bauch verklebt ist.« Sie lockerte die
schmerzhafte Faszie der Frau durch

Ziehen und Massieren des entsprechenden Gewebes und gab ihr eine paar Übungen für zu Hause mit – mit Erfolg: Nach zwei weiteren Behandlungen und regelmäßiger Selbstmassage war die Patientin schmerzfrei. Besonders im Rückenbereich können mit Manualtherapien wie Akupunktur, Rolfing und einer Triggerpunkte-Behandlung große Erfolge erzielt werden, ohne dass eine Operation erforderlich ist. Denn 80 Prozent aller Rückenschmerzen sind unklar, lediglich bei 20 Prozent ist die Bandscheibe der Übeltäter. Darum lassen Sie sich nicht von Ärzten und medizinischen Ratgebern verunsichern, sondern versuchen Sie zunächst, Ihre Beschwerden auf konservativem Weg wieder in den Griff zu bekommen. Sie werden erstaunt sein, wie regelmäßiges Faszien-Training Ihrem Rücken guttut – ohne großen Zeit- und Kostenaufwand!

Sie finden sich in einem Fall der drei oben genannten Beispiele wieder? Dann seien Sie unbesorgt: Faszien-Therapie kann auch Ihnen bei akuten Schmerzen oder über einen längeren Zeitraum helfen. Das Gewebe ist zwar nicht an allen unseren körperlichen Problemen schuld, kann aber bei einer Vielzahl von – oft auch unklaren – Beschwerden unterstützend wirken.
Ferner ist die Behandlung längst nicht nur für ältere Menschen geeignet, wie Haupt betont: »Kinder haben oft durch Bewegungsmangel und Stress massive Nacken und Rückenprobleme – dann kann Massieren guttun.«

Geübte Griffe: Michaela Haupt löst die Rückenschmerzen ihrer Patienten mit leichtem Druck.

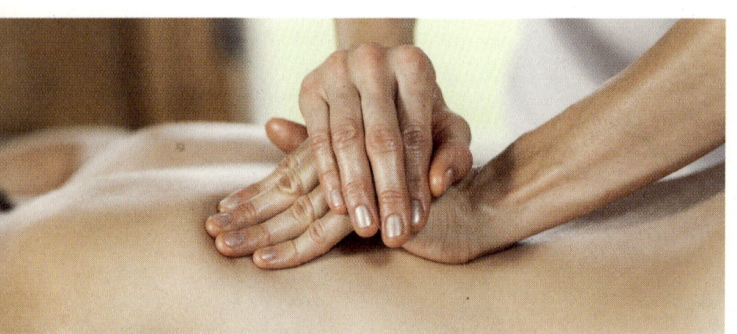

Bereits junge Erwachsene sind durch Beruf und Sorgen von ähnlichen Symptomen betroffen. »Im Alter zwischen 40 und 60 Jahren treten dann erste Verschleißerscheinungen, Stürze und Bandscheibenvorfälle auf«, berichtet die Therapeutin. Dabei handelt es sich um Beschwerden, die oft durch die Faszien-Verfilzung und -Verhärtung ausgelöst werden – ein Fall für die Hände von Therapeutin Michaela Haupt.

Am Rücken verläuft die größte Faszie unseres Körpers *(Lumbalfaszie)*, die vom Gesäßmuskel *(Musculus gluteus maximus)* bis zum großen Rückenmuskel *(Musculus latissimus dorsi)* reicht. Durch Bewegungsmangel verklebt oder verhärtet dieses Gewebe gerne und bereitet damit vielen Menschen Schmerzen. Wer öfters unter Verspannungen in diesem Bereich leidet, sollte es zur Abwechslung mit einem sogenannten Tape auf der Haut probieren.

Myofasziales Taping

Wundern Sie sich manchmal über die Menschen, die lange farbige Streifen auf der Haut haben? Die Klebebänder in Hellblau und pinker Farbe sehen zwar cool aus und werden gerne von Sportlern an Hüfte, Knie und Schulter getragen. Doch was können die trendigen Tattoos noch – außer aufzufallen?

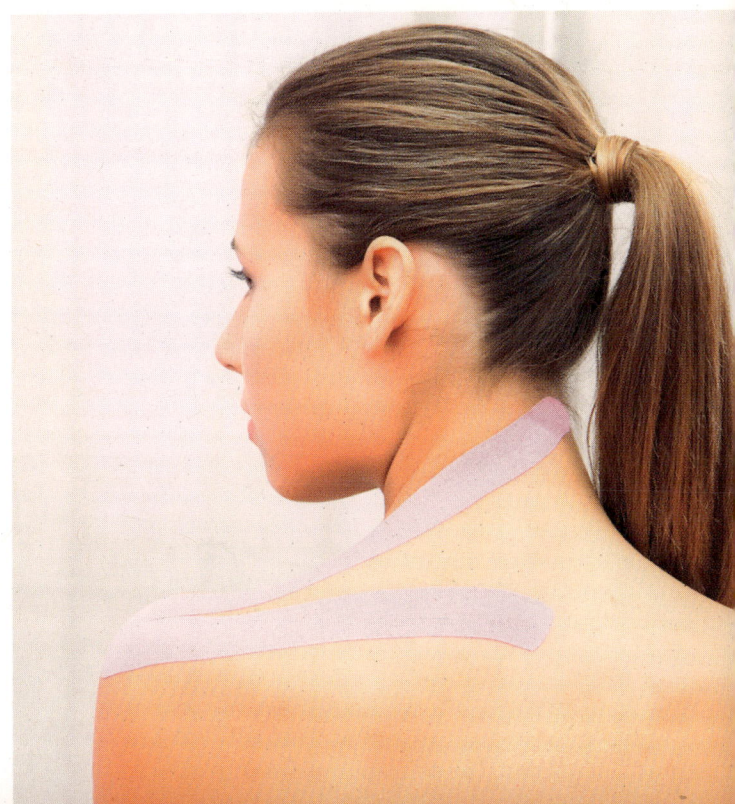

Die farbigen Streifen sind besser bekannt als Tape
(engl. tape = Band, Streifen) und kommen aus dem
medizinischen Bereich: Physiotherapeuten haben
damit zahlreiche Leistungssportler so behandelt, dass
sie trotz Beschwerden weitertrainieren und gar Wett-
kämpfe bestreiten konnten. Inzwischen tragen immer
mehr Menschen die Bänder auf der Haut – egal, ob im
Schwimmbad oder auf der Arbeit!
Das Gefühl von steifen Gelenken, Schmerzen beim
Armheben oder einen verspannten Nacken kennt jeder
von uns. Mit einem Tape auf der Haut sind alltägliche
Bewegungen wieder möglich: Das Klebeband vermittelt
seinem Träger ein Gefühl von Sicherheit, macht jede
Verrenkung mit und verringert somit langsam akute
Schmerzen. Voraussetzung ist natürlich, dass das Band
an der richtigen Stelle sitzt.

Beim sogenannten myofaszialen *(griech. myos = Muskel)* Taping wird die Einheit aus Muskeln und Faszien
genutzt. Wie Sie bereits wissen, ist unser Gewebe nicht
nur eine passive Hülle, sondern ein aktiver Kraftüber-
träger. Im Kapitel *Faszien und Muskeln* haben Sie gelernt,
dass sich diese Fasern wie Muskeln zusammenziehen,
also kontrahieren können. Kontraktierte Faszien sorgen
für Stabilität und einen knackigen Körper, indem Sie
den Spannungszustand des Menschen erhöhen. Zu viel
Anspannung schadet jedoch auf Dauer und führt zu Verhärtungen im Gewebe: Unser Körper fühlt sich gestresst

und zieht sich an bestimmten Stellen zu einem Knoten (Cross-Link) zusammen. Die Folge sind Verspannungen – besonders im empfindlichen Nackenbereich – oder gar Bewegungseinschränkungen, etwa nach einem Hexenschuss.

Gemeinsam ist beiden Symptomen: Sie haben Schmerzen und können Ihre Beschwerden nur bedingt selbst lindern. In diesem Fall empfiehlt sich ein Termin in der nächstgelegenen Physiotherapie-Praxis: Ein erfahrener Therapeut kann Ihnen sagen, ob es sich um ein fasziales Problem handelt, indem er die daran beteiligten Bindegewebe-Strukturen ausfindig macht.

Wie Sie bereits wissen, wimmelt es in unserem Körper nur so von Faszien, die alle miteinander zusammenhängen. Dieses Faser-Netz macht die Lokalisierung des Schmerzauslösers einerseits schwierig, andererseits sehr effektiv – wenn man die wichtigsten Verbindungen in unserem Körper kennt! Um den Knoten im Faser-Netz zu lösen, reicht oft eine geringe Verschiebung des Gewebes an bestimmten Stellen. Dafür wird ein Tape an dem Punkt des Körpers geklebt, an dem der Patienten den größten Schmerz empfindet – auch wenn er woanders herrührt! Denn Faszien treten niemals isoliert auf, sondern in sogenannten myofaszialen Leitbahnen. Die wichtigsten haben wir für Sie auf der nächsten Seite zusammengestellt. Es handelt sich um eine Art Landkarte, die der Amerikaner Thomas Myers entdeckt hat.

FASZIEN IN KETTEN:
MYOFASZIALE LEITBAHNEN NACH THOMAS MYERS

- Rückenlinie: Streckung des Oberkörpers nach hinten und oben
- Frontallinie: Beugen, Heben und Senken des Oberkörpers
- Laterallinien (rechts und links): Seitwärtsneigung des Körpers
- Spirallinie: Haltungs- und Stabilisierungsfunktion (Gleichgewicht)

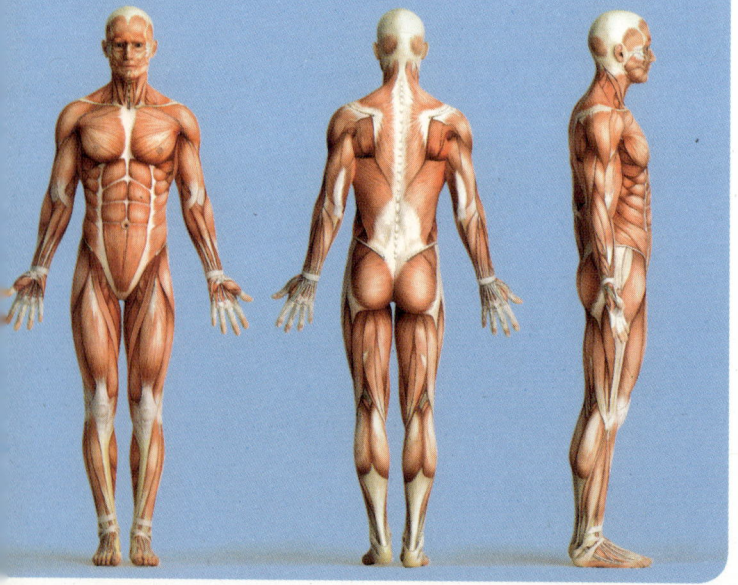

Mit der »Landkarte der Leitbahnen« im Kopf kann der Physiotherapeut das Tape effektiv auf die Haut des Patienten kleben – selbst wenn der Schmerz von einer ganz anderen Stelle herrührt! Das Klebeband reguliert die Faszien-Spannung und wirkt sowohl mechanisch als auch über die Nervenbahnen (neuronal-propriozeptive Wirkung). Somit ist myofasziales Taping ähnlich entspannend wie die Selbstmassage mit der Rolle *(Fascial Release)*: Der Schmerz lässt nach, wir können uns langsam beschwerdefrei bewegen und unsere alltäglichen Gewohnheiten wieder aufnehmen – dank eines farbigen Streifens auf der Haut!

Trendige Tattoos: Tapes sind wasserverträglich, hypoallergen und sollten auf trockene, saubere Haut geklebt werden.

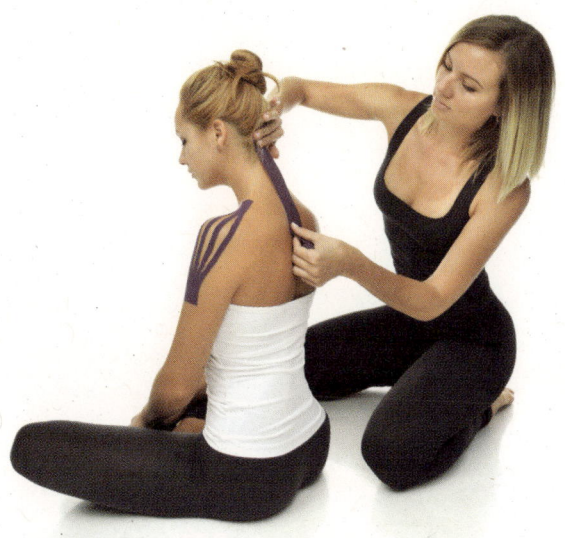

Verletzungsprophylaxe

Sportler gehen am liebsten ihrer individuellen Sportart nach, das heißt Fußballer spielen Fußball und Läufer laufen. Dabei kommt funktionales Training, das die Hauptsportart mit ihren Eigenarten unterstützt, in vielen Fällen zu kurz – Verletzungen sind die Folge. Denn wer die Athletik seines Körpers nicht trainiert, wird weder ein guter Fußballspieler noch ein schneller Läufer. Faszien-Training hält die Bewegungen geschmeidig und den Sportler somit verletzungsfrei. Aus diesem Grund sollte es fester Bestandteil im wöchentlichen Trainingsplan sein. Selbst wer nicht regelmäßig Sport betreibt, lernt ihn irgendwann einmal von seiner schmerzhaften Seite kennen: den Muskelkater. Davor ist niemand – egal ob Sportler oder Stubenhocker – gefeit, lediglich den Umgang mit ihm kann man lernen. Wenn jemand also gelegentlichen Muskelkater gewöhnt ist, wird er im Zweifel besser mit ernsthaften Verletzungen umgehen können als derjenige, der noch nie im Leben Sport getrieben hat. Oder wissen Sie aus eigener Erfahrung, wie sich ein Muskelkater anfühlt? Bravo! Dann wissen Sie bestimmt auch, dass dieser nicht schlimm ist und nach wenigen Tagen in der Regel von selbst vergeht. Was Sie wahrscheinlich noch nicht gewusst haben: Muskelkater ist größtenteils ein Faszienkater. Der körperliche Schmerz rührt also weniger von Muskelrissen als vielmehr vom Empfinden unseres Gewebes, genauer gesagt den Faszien-Hüllen. Denn an dieser Stelle sitzen empfindliche Nervenrezeptoren, die das Schmerzsignal direkt an unser Gehirn weiterleiten: Wir haben zwei bis drei Tage das Gefühl, unsere Muskeln würden weh-tun! Lediglich bei intensivem Muskelkater kann auch der betroffene Muskel Schaden nehmen. Ein Lied von Schmerzen singen können die Teilnehmer der Ironman-Weltmeisterschaft auf Hawaii.

INFO

DAS SAGT DIE SPORTWISSENSCHAFT

- Muskelkater ist größtenteils Faszienkater.
- Regelmäßiges Faszien-Training schützt vor Ver-letzungen.
- Faszien-Training ersetzt nicht Kraft- und Ausdauer-Einheiten.

Triathleten

Jedes Jahr im Oktober versammeln sich die besten Triathleten der Welt, um sich beim *Ironman Hawaii* zum Weltmeister auf der Langdistanz zu krönen. Dazu müssen die Eisenmänner 3,8 Kilometer im Pazifischen Ozean schwimmen, 180 Kilometer mit dem Rad durch die Lava-Wüste Hawaiis fahren und abschließend über 42 Kilometer *(Marathon)* auf glühendem Asphalt ins Ziel von Kona laufen.

Für den Gesamtumfang von rund 226 Kilometern am
Tag brauchen Spitzen-Athleten knapp über acht Stunden
– eine irrsinnige Leistung! Das Schlimmste an diesem
Langstrecken-Rennen ist das stundenlange Sitzen auf
dem Rad, beklagen viele Teilnehmer. Das ist nicht weiter
verwunderlich: Ein bewegungsloser Oberkörper, der
wegen der Windschnittigkeit *(Aerodynamik)* extrem nach
vorn gebeugt wird, hinterlässt nach 180 Kilometern
Spuren im Wohlbefinden. Hinzu kommt der gebeugte
Kopf des Athleten, der zum Trinken mithilfe eines Stroh-
halms fast den Lenkradaufsatz *(Aerolenker)* des Zeit-
fahrrads berührt. Diese Liegeposition ist weder bequem
noch natürlich, sondern vielmehr der Aerodynamik des
Rads geschuldet: Mensch und Maschine werden eins –
im Kampf gegen Hitze, Wind und Gegner. Daher überrascht es nicht, wenn die Fahrer in der zweiten Wechsel-
zone völlig steif vom Rad steigen und die ersten Schritte
in Laufschuhen wie auf Eiern zurücklegen. Grund ist die
verkürzte Oberschenkelmuskulatur an der Rückseite, die
beim Pedalieren kaum gebraucht wird, sowie eine steife
Hüfte, die ebenfalls nicht zum Einsatz kommt. Vielmehr
führt die einseitige Bewegung des Radfahrens – der runde Tritt – zu Bewegungseinschränkungen des Athleten.
Dieses muskuläre Defizit macht sich bei den entsprechenden Faszien bemerkbar: Das Bindegewebe schwillt
an, das Wasser im Gewebe staut sich und verursacht
Schmerzen. Diesen Teufelskreis können Triathleten
wie Radsportler durchbrechen, indem sie während der

Vorbereitung auf ein Langdistanz- oder Radrennen ihren Körper bewusst dehnen.

Besonders geeignet ist das Stretching der hinteren Oberschenkelmuskulatur, für die Hüfte empfehlen sich dagegen mobilisierende Übungen, um die Beweglichkeit wiederherzustellen. Den durch die Aeroposition auf dem Rad verkürzten Nackenmuskeln kann ebenfalls geholfen werden – mit regelmäßigem Rollen auf der Faszien-Rolle. Damit lässt sich einseitiges Sitzen auf dem Rad länger beschwerdefrei aushalten.

Angespannte Aeroposition: Triathlon-Profi Michael Göhner kennt die Nackenprobleme durch langes Sitzen auf dem Rad.

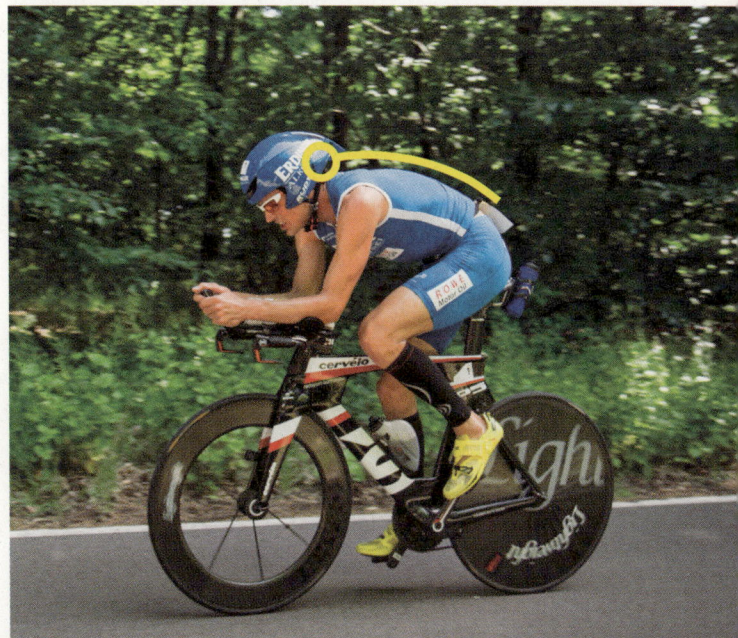

Läufer

Muskuläre Verspannungen und -kürzungen gehören beim Langstreckenlauf ebenfalls dazu. Das sogenannte Läuferknie ist wegen der großen Trainingsumfänge *(Übertraining)* unter Marathon-Teilnehmern besonders verbreitet. Dabei handelt es sich um ein für diese Sportart typisches Symptom, bei dem das Band an der Oberschenkelaußenseite oberhalb des Knies *(Tractus iliotibialis)* verdickt. Diese Verhärtung verursacht dem Läufer nicht nur Schmerzen, sondern bedarf auch der professionellen Behandlung durch einen Physiotherapeuten. Im Anschluss daran sollten Sie das iliotibiale Band mit der Faszien-Rolle regelmäßig selbst behandeln. Denken Sie beim Rollen daran: Auch wenn es am Anfang wehtut – schlimmer als der Schmerz beim Läuferknie kann es nicht werden! Künftig sollten Sie weniger laufen

Rollen über die Außenseite des Oberschenkels tut zwar am Anfang weh, beugt jedoch typischen Läufer-Verletzungen vor.

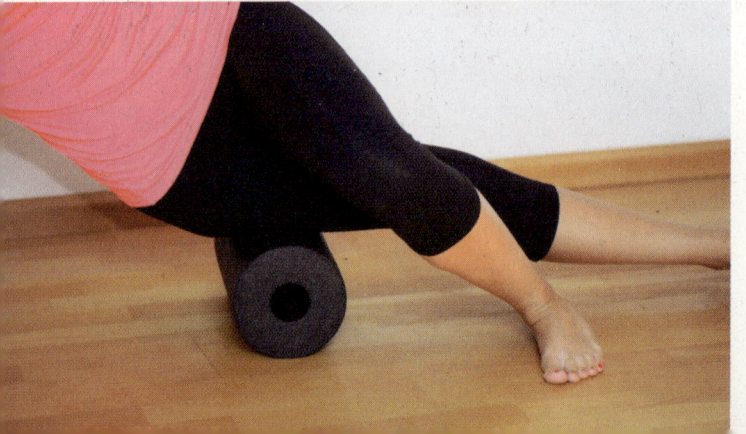

und mehr dehnen oder noch besser: eine Lauf- komplett durch eine Rolleinheit ersetzen.

Ebenfalls konservativ, also ohne operativen Eingriff, behandelt werden können Beschwerden an der Plantarfaszie. Wenn Sie irgendwann Ihren Fuß vor Schmerzen nicht mehr aufsetzen können, dann kann es an dem verklebten oder verhärteten Gewebe unterhalb Ihres Fußes liegen *(Plantarfasziitis)*. Diese Faszie umspannt die gesamte Sohle, ist mit drei Millimetern besonders dick und wegen zahlreicher Nerven-Rezeptoren sehr schmerzempfindlich. Deshalb tun Ihnen Beschwerden an der Plantarfaszie auch so weh! Bei starken Schmerzen sollten Sie umgehend einen Arzt aufsuchen, bei leichten können Sie mit der Schaumstoffrolle oder – noch besser – mit einem kleinen Ball selbst Hand anlegen: Wegen ihrer Kugelform lässt sich das Längsgewölbe an der Fußsohle mit Bällen besonders gut massieren. Möglicherweise wird der Schmerz nach ein paar Anwendungen bereits weniger, sodass Sie sich den Arztbesuch sparen können. Hören Sie dann bitte nicht mit der Fußmassage auf! Bleiben Sie vielmehr dran, um künftige Beschwerden an der Plantarfaszie zu vermeiden.

Eine weitere typische Läufer-Verletzung ist die an der Achillessehne. Wissenschaftler haben herausgefunden, dass in den meisten Fällen nicht die straffe Sehne zwischen Fersenbein und Knie selbst beschädigt ist,

sondern vielmehr das weichere Gewebe, das sie umgibt.
Bei einer Entzündung dieser Sehne *(Achillodynie)* ist ein
Arztbesuch anzuraten.

Vorbeugen sollten Sie künftigen Verletzungen mit
Sprungtraining: Hüpfen auf dem Vorfuß verbessert die
Elastizität dieser natürlichen Feder und erhöht damit
ihre Spannkraft. Dem umliegenden Gewebe tut Rollen
gut. Außerdem ist Läufern regelmäßiges Dehnen der
Wadenmuskulatur ans Herz zu legen, um Verkürzun-
gen der Achillessehne zu vermeiden. Denn eine längere
Sehne führt zu einem ökonomischen Laufstil, da weniger
Muskelarbeit verrichtet werden muss. Nicht umsonst
kann ein Känguru aus dem australischen Busch bis zu
13 Meter weit springen: Es nutzt den Katapult-Mechanismus seiner elastischen Achillessehnen!

*Sprunghaft: Weite Sätze kann ein Känguru dank seiner
elastischen Achillessehne machen.*

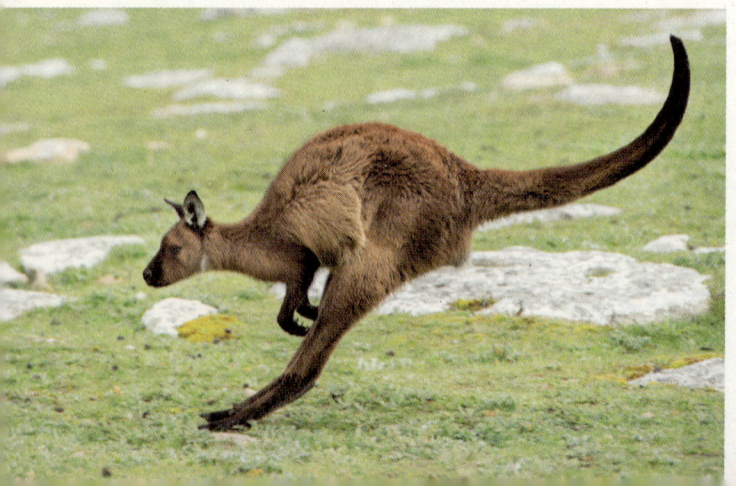

Altersvorsorge – ohne Botox

Der natürliche Alterungsprozess bereitet besonders jungen Menschen Angst. Wir können ihn jedoch nicht aufhalten, sondern allenfalls künstlich hinauszögern. Doch das durch Botox gestraffte Gesicht ist trügerisch: Unter der Oberfläche sind diese Menschen meistens genauso alt wie die Anzahl ihrer Lebensjahre – und nicht wie sie sich rein äußerlich geben! Grund dafür ist die sogenannte Dehydration, also das altersbedingte Austrocknen des Körpers. Denn je älter wir werden, desto trockener werden wir: Während ein neugeborenes Kind zu über 80 Prozent aus Wasser besteht, sind es bei Erwachsenen lediglich 68 Prozent. Diese Flüssigkeit wird größtenteils im Bindegewebe gebunden. Bei einem 80 Jahre alten Menschen macht der Wassergehalt gar nur noch 50 Prozent des Körpers aus. Selbst wenn ältere Menschen oft zu wenig Flüssigkeit zu sich nehmen – Trinken allein löst das Problem der Dehydration nicht! Vielmehr müssen Durchblutung und Lymphe angeregt werden, damit Faszien nicht verfilzen und Senioren beweglich bleiben. Das geht am besten mit ausgiebigen Dehnübungen oder unter Einsatz der Schaumstoffrolle: Durch das Auf- und Abrollen wird – wie bei einem Schwamm – abgestandenes Wasser aus dem Gewebe gedrückt. Gleichzeitig wird die Produktion von Frischwasser angeregt, das unser Gewebe durchfeuchtet und wieder geschmeidig macht *(Rehydration)*. Mit regelmäßigem Rollen können

Sie sich gar um 20 Jahre verjüngen – ganz ohne Botox!
Außerdem empfehlen Faszien-Forscher Senioren leichte
Sprünge: Bereits fünfmal zehn Sekunden täglich reichen
einer Studie zufolge aus, um Faszien im Alter jung zu
halten. Ihr Körper sieht mit 60 Jahren zwar nicht aus wie
der Körper eines 40-jährigen Menschen, fühlt sich aber
mindestens so geschmeidig an. Genießen Sie dieses
Gefühl!

*Frischegefühl: Abgestandenes Wasser im Gewebe lässt
sich wie ein Schwamm ausdrücken.*

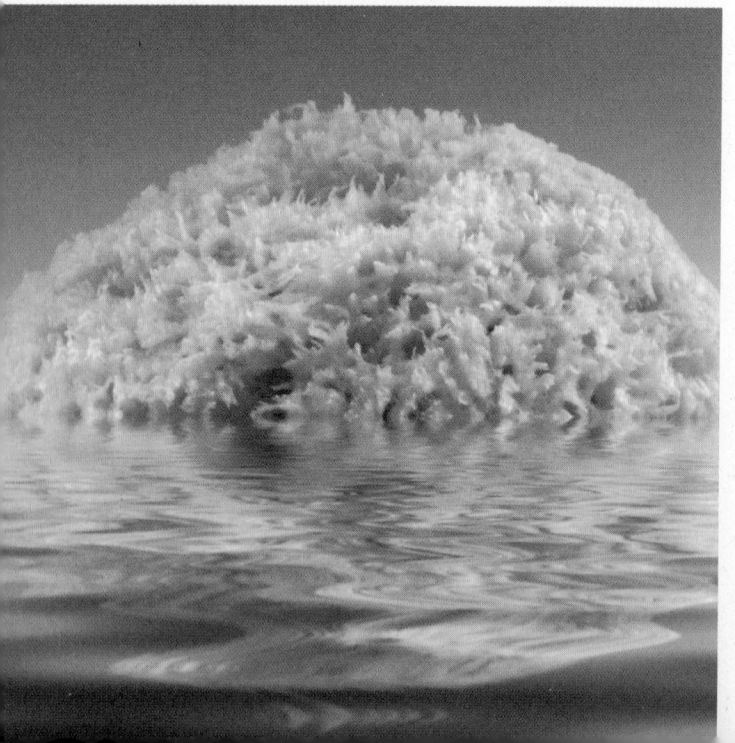

Attraktives Äußeres

Haben Sie sich schon mal gefragt, warum bei Ihnen das Gewebe am Oberarm schlaff herunterhängt, während es bei Ihrer Freundin schön straff am Muskel sitzt? Diese Unterscheidung wird bereits früh in unserem Leben getroffen: Die von unseren Eltern mitgegebenen Gene bestimmen zunächst den Zustand unseres Bindegewebes in jungen Jahren. Hinzu kommen äußere Einflüsse wie Verletzungen, Operationen oder andere einschneidende Erlebnisse. Denken Sie an Ihre Erziehung: Wie viele der Verhaltensweisen, die Ihnen Mutter und Vater vermittelt haben, begleiten Sie als Erwachsener bis heute? Oftmals haben wir diese Erziehungsmuster über Jahre hinweg so verinnerlicht, dass sie uns in unserem späteren Leben manchmal im Weg stehen: Wir würden gerne etwas ändern, können es aber nicht – weil wir es anders gelernt haben!

Genauso ist es mit dem Bindegewebe: Gute wie schlechte Kindheitserfahrungen formen den Zustand unseres Gewebes. Spätestens als Erwachsene können wir jedoch ein Stück weit mitbestimmen, wie knackig unser Körper aussieht: Geben Sie nach Rückschlägen im Leben leicht auf? Dann sind Sie ein weicher Gewebetyp. Spornt Sie eine Niederlage dagegen zum Kämpfen an, dürfte Ihr Gewebe eher straff anliegen. Im Gegensatz zu unreflektierten Erziehungsmustern können wir am Ist-Zustand unseres Gewebes jedoch etwas ändern – mit regelmä-

ßiger Bewegung! Denn wer sich nicht bewegt, verklebt.
Nicht umsonst setzen Stubenhocker leichter Gewicht
an als bewegungsfreudige Menschen. Also erheben
Sie sich von der Couch und legen Sie die Fernbedie-
nung weg! Sie können jederzeit etwas ändern an Ihrer
Bequemlichkeit. Übrigens rollt es sich auch gut vor dem
Fernseher. Wo auch immer Sie es tun, denken Sie daran:
Lassen Sie sich nicht von Ihrer elterlichen Erziehung
bestimmen, sondern werden Sie selbst Herr Ihrer Gene!

Cellulite: Glattes Gefühl

Kaum beeinflussen können wir dagegen mehr oder
weniger tiefen Dellen in unserer Haut. Die sogenannte
Orangenhaut, auch *Cellulite* genannt, trifft die meisten
Frauen irgendwann einmal in ihrem Leben und gehört
zur Weiblichkeit wie die Menstruation. Dellen an Hüfte,
Po und Oberschenkeln sehen zwar nicht schön aus,
haben jedoch keinen Krankheitswert. Vielmehr deuten

*Orangenhaut: Eingedrückte Stellen (Dellen) sind nur ein
Makel an der Oberfläche.*

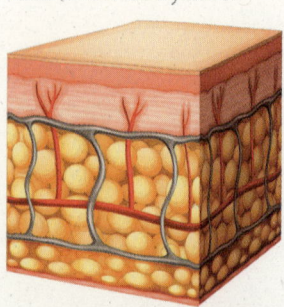
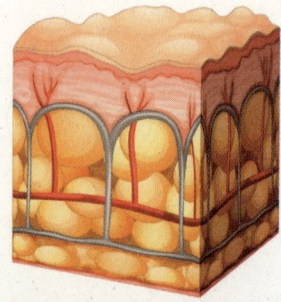

Problemzone Po: Rollen vermittelt ein glattes Gefühl.

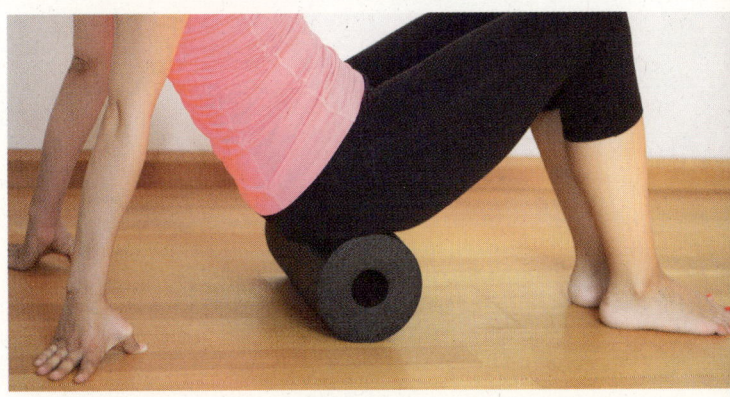

sie auf eine Störung im Fettgewebe hin, gegen die bis
heute kein Kraut gewachsen ist. Sie können also cremen,
bürsten und sooft Schwimmen gehen, wie Sie wollen –
sichtbar ändern wird sich an der Orangenhaut langfristig
nichts!

Darum versuchen Sie doch zumindest, ein glattes Gefühl
zu erzeugen: Am besten geht das mit regelmäßigem
Rollen auf der Faszien-Rolle. Spüren Sie, wie sich Ihr
Gewebe bereits nach wenigen Anwendungen straffer
anfühlt. Mit der Rolle lassen sich die Dellen in der Haut
zwar nicht glatt bügeln, aber sie ist in der Anschaffung
weitaus günstiger als Spezialcremes und Massagebürs-
ten. Darum rollen Sie für ein besseres Gefühl – gerade
über Ihre eingedrückten Stellen!

Um den Zustand Ihres Gewebes zu verbessern, spielt die
Ernährung eine wichtige Rolle.

INFO

INTERVIEW MIT DR. MED. EBERHARD WORMER, ARZT UND BUCHAUTOR: »FASZIEN BRAUCHEN IHRE TÄGLICHE DOSIS VITAMIN C«

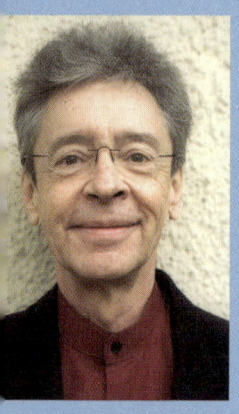

Herr Dr. Wormer, gibt es eine Art faszien-freundliche Ernährung?
Gesunde Ernährung ist immer ganzheitlich: Alle Organe und Körperstrukturen – besonders Knochen, Muskeln, Gelenke und Faszien – profitieren gleichermaßen wie der Stoffwechsel und die Psyche davon. Gesunde Ernährung ist ausgewogen, abwechslungs-, vitamin- und nährstoffreich und liefert ausreichend Energie. Die Basis bilden Obst und Gemüse. Hinzu kommen hochwertige Fette und Öle sowie hochwertiges Eiweiß. Die biologische Natur des Menschen ist dagegen nicht für den massenhaften Konsum von Kohlenhydraten geschaffen.

Für gesunde Faszien ist die ausreichende Versorgung mit Vitaminen, besonders mit Vitamin C, von größter Bedeutung. Dieses Vitamin wird für den Eiweißaufbau (*Aminosäuren*) gebraucht.

Mangelt es an Vitamin C, wird das Körpereiweiß in allen Geweben destabilisiert und zersetzt – der Extremfall ist *Skorbut,* eine Vitamin-C-Mangelerkrankung.

INFO

Praktisch alle Gewebe, Faszien inklusive, benötigen ausreichend Vitamin C, das aus der Nahrung kommt. Die besten Vitamin-C-Lieferanten sind Obstsorten wie Zitrusfrüchte und Gemüse, etwa Sauerkraut. Studien der letzten Jahrzehnte haben gezeigt, dass Vitamin C in Nahrungsergänzungsmitteln nicht mit dem aus Obst und Gemüse mithalten kann. Ausnahme ist die Hochdosis-Anwendung bei akuten Mangelzuständen oder schweren Erkrankungen mit erschöpften Vitamin-C-Speichern.

Apropos Mangelerscheinungen – wenn die tägliche Vitamindosis aus Obst und Gemüse nicht mehr ausreicht, empfehlen Ernährungsexperten Nahrungsergänzungsmittel. Wann ist eine solche Supplementierung sinnvoll? Wer sich ausgewogen, abwechslungsreich und bevorzugt mit Obst und Gemüse ernährt, hat keinen Vitamin-Mangel zu befürchten. Im Gegenteil: Profitieren Sie von den ganzheitlichen stabilisierenden Effekten einer gesunden Ernährung! Vitamin- und Multivitamin-Präparate als Nahrungsergänzung haben bislang die Erwartungen – und Versprechungen – in Bezug auf den gesundheitlichen Nutzen nicht erfüllt. Gesunde, halbwegs aktive Normal-Personen brauchen solche Nährungsergänzungsmittel nicht, um gesund und fit zu bleiben. Hinzu kommen oftmals fragwürdige, da zu niedrige Dosierungen solcher Mittel.

INFO

Die bislang einzige empfehlenswerte Nahrungsergänzung sollte mit Vitamin D durchgeführt werden. Das betrifft fast jeden, da drei Viertel der Bevölkerung aktuell mit Vitamin-D-Mangel leben. Der Vitamin-D-Bedarf wird nur zu fünf Prozent aus der Nahrung wie Fisch und Shiitake-Pilzen gedeckt – 95 Prozent nehmen wir über die Haut durch Sonnenstrahlung auf! Da wir nicht mehr halbnackt herumlaufen und zudem in nördlichen Breiten leben, ist Vitamin-D-Mangel programmiert. Zur Supplementierung werden täglich Tropfen oder Tabletten eingenommen. Vitamin D ist der am meisten unterschätzte Vitalstoff: Ohne ausreichende Vitamin-D-Versorgung kann es keine Gesundheit und keine Fitness geben.

Shiitake-Pilze sind ein natürlicher Vitamin-D-Lieferant.

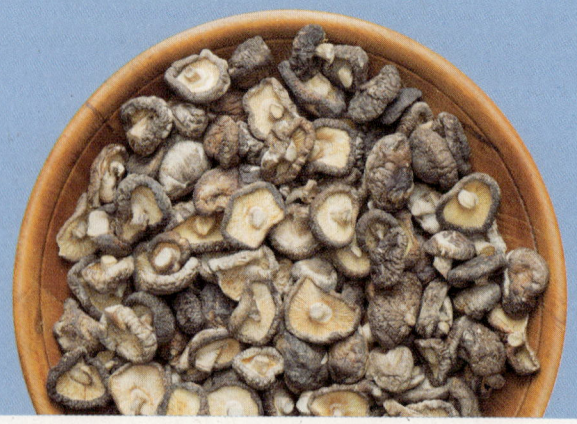

INFO

Besonders tiefe Faszien benötigen viel Eiweiß für die Produktion des Kollagens. Wie lassen sich Proteine über die Nahrung aufnehmen?

Die Nummer eins der Eiweiß-Lieferanten in der Nahrung sind Fisch und Fleisch. Tierisches Eiweiß wird wegen der Ähnlichkeit zu unserem körpereigenen Eiweiß, etwa in der Muskulatur, hochwertiger eingestuft als pflanzliches Eiweiß. Fisch, insbesondere fetter Seefisch, ist eine sehr empfehlenswerte Quelle von Nahrungseiweiß. Eiweiß im Muskelfleisch von Tieren wie Geflügel, Schwein, Rind, ist prinzipiell auch empfehlenswert, allerdings nicht, wenn es aus der Massentierhaltung stammt. Solches Fleisch ist häufig mit Fremdstoffen belastet, etwa Antibiotika- und Arzneirückständen oder gar Erregern. Bevorzugen Sie Fleisch aus regionaler und ökologischer Produktion mit einwandfreiem Herkunftsnachweis – Ihrer Gesundheit zuliebe! Rotes Fleisch sollte dagegen nur selten gegessen werden. Dazu gibt es zu viele negative Befunde aus der Wissenschaft – etwa, dass häufiger Fleischkonsum das Krebsrisiko erhöht. Sie brauchen nicht viel, dafür aber hochwertiges Eiweiß aus Fisch und Fleisch.

Vielen Dank für das Gespräch,
Herr Dr. Wormer, und alles Gute!

Stress: Körperliche Entspannung

Jeder kennt die Symptome aus eigener Erfahrung: Leistungsdruck am Arbeitsplatz, haufenweise private Termine und ständige Erreichbarkeit führen dazu, dass wir gehetzt durch den Alltag rennen und die Freude an den schönen Dingen im Leben verlieren. Der Mangel an Erholung führt zu einem inneren Ungleichgewicht – die Folge sind ständige Anspannung und leichte Reizbarkeit.

Dieser Stress wirkt sich jedoch nicht nur auf die menschliche Psyche negativ aus, sondern beeinträchtigt auch unser körperliches Wohlbefinden. Forscher haben gar einen kausalen Zusammenhang zwischen psychischer Erregung und physischer Anspannung entdeckt: Bestimmte Botenstoffe führen dazu, dass die Fibroblasten überaktiv werden und sich das Bindegewebe an bestimmten Stellen eng zusammenzieht.

Die Folge sind Verspannungen, vorzugsweise im stressempfindlichen Trapez-Muskel im oberen Schulterbereich oder im Nacken – und das tut dem Gestressten noch mehr weh. Genauso können chronischer Schlafmangel oder unregelmäßiger Schlafrhythmus das Bindegewebe belasten.

Leichte Verspannungen lassen sich in den meisten Fällen mit einer Selbstmassage am Druckpunkt oder ausgiebigem Dehnen wieder in den Griff bekommen. Verschwindet der Schmerz jedoch nicht von selbst, bleiben Knotenpunkte *(Cross-Links)* im Gewebe also über einen längeren Zeitraum bestehen, sollte professionelle Unterstützung in Anspruch genommen werden. Helfen kann in diesem Fall ein Faszien-Therapeut, der die Verhärtung *(Kontraktur)* bereits nach wenigen Behandlungen mit geübten Griffen auflösen kann.

Cross-Link: Stress setzt sich wie ein Knoten im Gewebe fest.

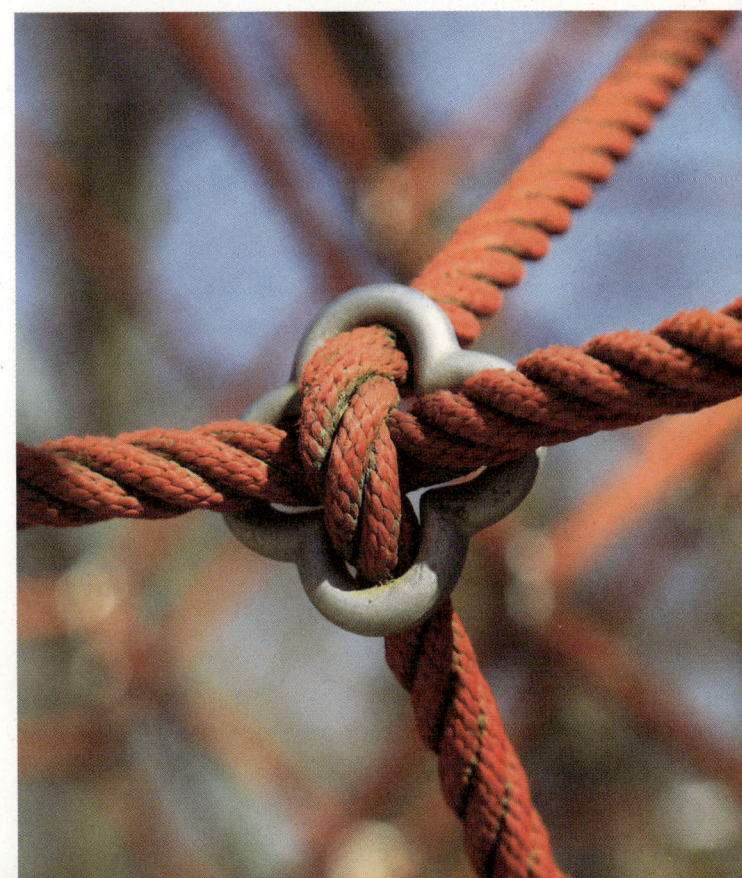

INFO

FASZIEN-THERAPEUTIN
MICHAELA HAUPT GIBT HILFE ZUR SELBSTHILFE

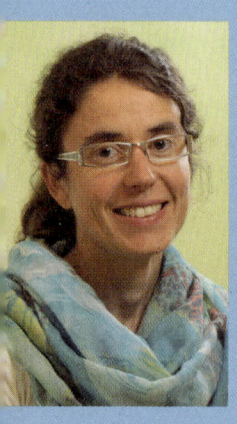

Die Nürtinger Heilpraktikerin *Michaela Haupt* beschäftigt sich seit längerer Zeit intensiv mit Muskeln und Faszien: »Durch die Arbeit mit den Patienten kann ich immer wieder feststellen, dass Faszien fest und steif sind sowie oft Verhärtungen aufweisen.«
Was aber, wenn das ganze Faszien-Training zu Hause keine Besserung bringt? Wenn Schmerzen im Rücken nicht nachlassen, das Knie noch immer nicht belastbar ist und Schmerzen in der Schulter vom Schlafen abhalten? Oder uns ein Schmerz wie ein Blitz aus heiterem Himmel trifft? Dann kann eine Manualtherapie durch entsprechend ausgebildete Therapeuten helfen.

»Die Hände des Therapeuten können Verfilzungen oder Verhärtungen der Faszien aufspüren und auflösen«, weiß Haupt aus der Praxis. Dabei gibt es laut der Heilpraktikerin unterschiedliche Methoden: Das oberflächige Gewebe wird durch Schaben, Schieben und Reiben von der unteren Schicht gelöst und mobilisiert. Durch eine punktuelle, tief gehende Druckmassage können

Verhärtungen und Verfilzungen in tieferen Gewebe-
schichten behandelt werden.

Bei einer einstündigen Sitzung erhebt Haupt zunächst
den Ist-Zustand. Dabei wird genau untersucht, welche
Bewegungen eingeschränkt sind und welche Bereiche des
Bindegewebes das Problem hervorrufen.

Anschließend werden diese Stellen gezielt durch die oben
beschriebenen Techniken manipuliert. So kann es sein,
dass das Gewebe geschoben oder gerieben wird, manchmal gar ganze Faszien-Netze (myofasziale Leitbahnen)
gedehnt oder Triggerpunkte mit hohem Druck aufgelöst
werden.

Durch den Massagedruck kommt es außerdem zu einem
Flüssigkeitsaustausch in den Faszien, berichtet Haupt:
»Stress- und Entzündungsstoffe sowie Stoffwechselreste
werden geradezu herausgepresst.«

Oft lassen die ursprünglichen Beschwerden schon nach
einer Sitzung oder zwei Behandlungen merklich nach oder
verschwinden ganz. In diesem Fall empfiehlt die Therapeutin ihren Patienten, den neuen Ist-Zustand durch
ein gezieltes Faszien-Training zu erhalten oder sogar zu
verbessern – mit Übungen für zu Hause!

»Dann sind alltägliche Dinge wie Autofahren, Durchschla-
fen und Joggen wieder ohne Schmerzen möglich«, ist
Heilpraktikerin Haupt überzeugt.

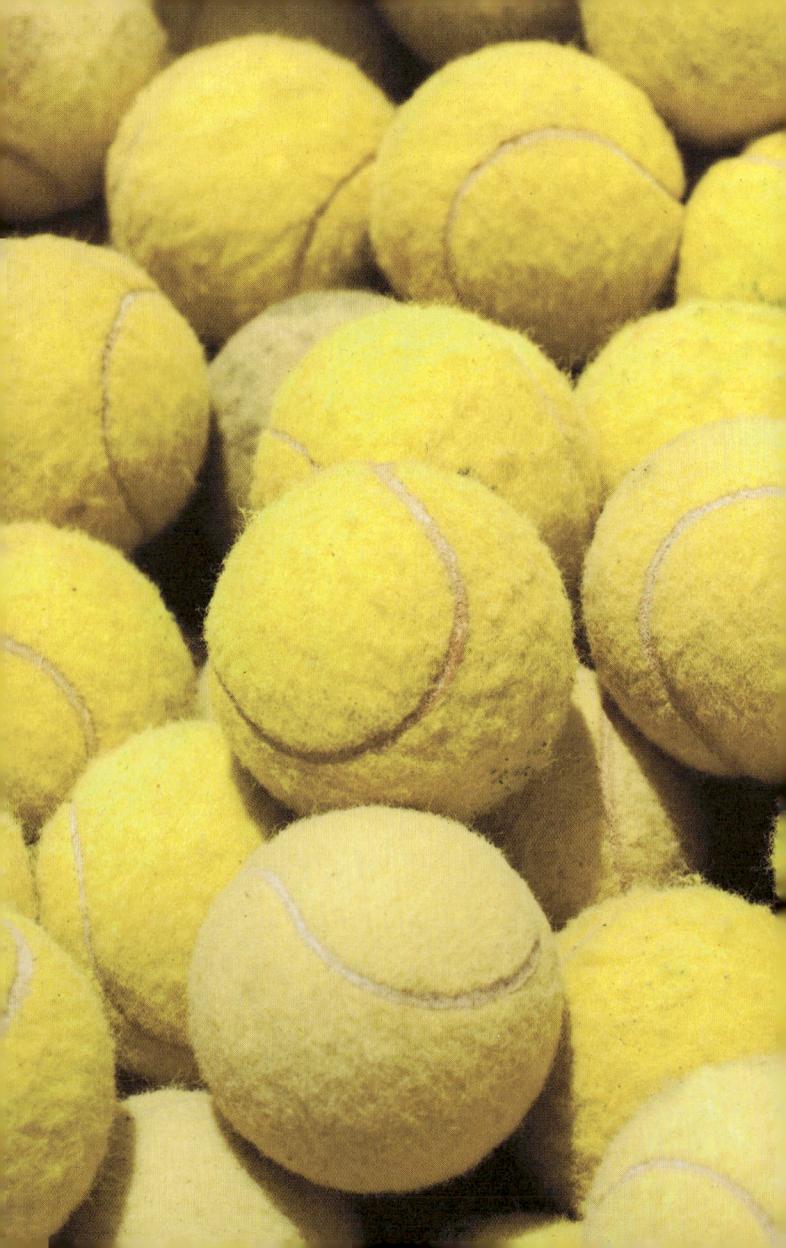

Faszinierende Hilfsmittel

Bei den Hilfsmitteln haben Sie die Qual der Wahl, denn der Markt für Faszien-Tools ist riesig. Zum Einstieg in die Selbstmassage, als Fascial Release bezeichnet, eignet sich am besten eine Schaumstoffrolle. Alternativ können Sie über eine Versandrolle aus Pappe rollen. Ein kleiner Ball wie beim Tennis sollte ebenfalls zu Ihrem Sortiment gehören.

Schaumstoffrolle

Diese Rolle gibt es von verschiedenen Herstellern wie etwa *Blackroll*. Sie kam als Erste im Jahr 2007 auf den Markt, ist im Sportfachhandel erhältlich und kostet rund 30 Euro. Die original Blackroll aus der Schweiz beispielsweise gibt es in drei Härtegraden – von weich über mittel bis hart. Lassen Sie sich im Fachgeschäft beraten, welcher Grad für Sie geeignet ist. Grundsätzlich sollten Sie als Einsteiger nicht mit der härtesten Rolle anfangen, sondern Ihren Körper mit einer weichen oder mittleren Rolle – je nach Vorerfahrung – langsam an das Faszien-Training gewöhnen.

Hilfsmittel fürs Faszien-Training gibt es in verschiedenen Farben und Formen.

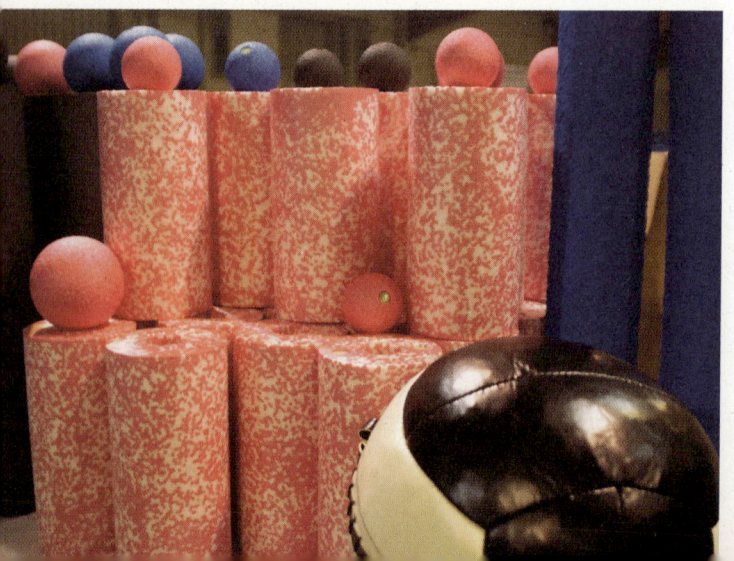

Auf den Punkt: Über kleine, harte Schaumstoffbälle lässt es sich gut mit dem Fuß rollen.

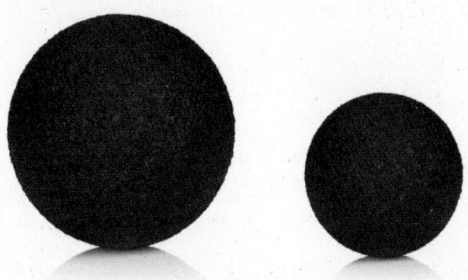

Angewendet wird sie auf einer Gymnastikmatte oder auf einer anderen rutschfesten Unterlage: Legen Sie die Rolle auf die Matte und den eigenen Körper auf Höhe der schmerzhaften Stelle – etwa den unteren Rücken – darauf. Anschließend mit dem eigenen Körpergewicht langsam fünfmal hin- und herrollen. Die Rollbewegung darf durchaus wehtun, besonders wenn Sie keine Erfahrung mit Faszien-Training haben. Lassen Sie sich von anfänglichen Schmerzen nicht abschrecken! Diese sind ein Zeichen dafür, dass die schmerzhafte Stelle besonderer Aufmerksamkeit bedarf, weil Faszien etwa verklebt oder gar verhärtet sind.

Sie werden sehen: Je häufiger Sie über diese Stelle rollen, desto weniger Schmerzen spüren Sie. Denn durch regelmäßiges Rollen lösen sich Verklebungen im Gewebe, Ihr Körper wird beweglicher, und Sie werden entspannter. Also lassen Sie es rollen!

INFO

BLACKROLL:
WIE DEUTSCHLAND INS ROLLEN KAM

Die Marke Blackroll wurde im Jahr 2007 vom schwäbischen Tüftler *Jürgen Dürr* gegründet. Bis zu diesem Zeitpunkt gab es unterschiedliche Produkte zur Selbstmassage auf dem Fitness-Markt. Dennoch wurde keines den Ansprüchen einer echten »Schaumstoffrolle« gerecht. »Die ersten Rollen sahen aus wie ein Abfallprodukt aus der Teppich-Herstellung«, erinnert sich Dürr. Daraufhin entwickelte er zusammen mit einem befreundeten Formbauer eine Rolle aus *Polypropylen*, einem geruchslosen Schaumstoff, der sich anfühlt wie Styropor, aber weitaus stabiler ist.

Sein Einfallsreichtum wurde belohnt: Im Juli 2009 erhielt die Blackroll beim größten Physiotherapeutenkongress den Preis des Thieme-Verlags für das »Angebot mit dem größten Nutzen für die Zielgruppe«. Physiotherapeuten wiederum führten die schwarze Rolle in den Leistungssport ein – zur Behandlung von Muskeln und Faszien.

Im Frühjahr 2012 brachte das Unternehmen einen Schaumstoffball in zwei Größen auf den Markt, außerdem erschien eine Mini-Ausgabe der Blackroll. Ein Jahr später wurde das Sortiment um den Duo-Ball erweitert, ein Konstrukt aus zwei miteinander verbundenen Bällen

zur punktuellen Selbstmassage. Außerdem gibt es das Modell *Groove*, eine schwarze Rolle mit Rillen. Neu im Sortiment ist die Blackroll Vyper mit eingebautem Motor im Hohlraum, der die Rolle zum Vibrieren bringt. Dürr: »Sie müssen sich nur noch drauflegen.«
Die Ideen gehen dem schwäbischen Tüftler so schnell nicht aus – im Gegenteil: Seine Erfindung regt Sportler selbst zum kreativen Umgang mit der Rolle an – etwa als Balance-Übung! Sie ist eben weitaus mehr als nur eine Schaumstoffrolle.

Blackroll: Die kleine Schwarze gibt's auch in Orange.

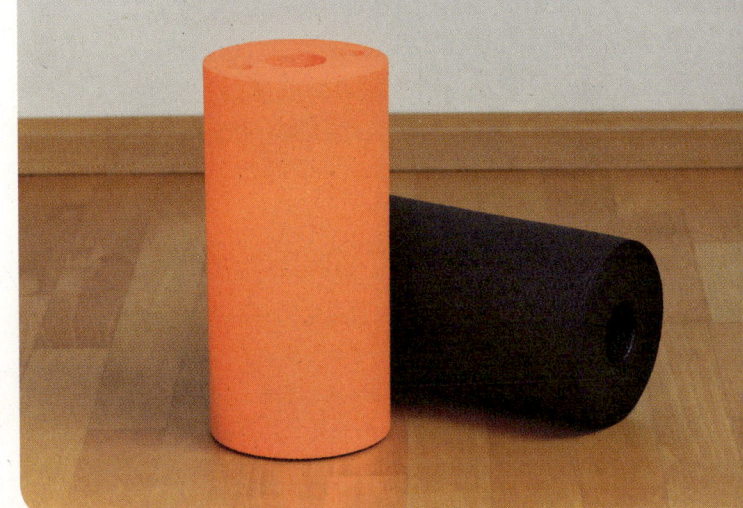

Kleine Bälle ganz groß

Sie müssen nicht gleich von der Rolle sein! Auch kleine Bälle sind herrliche Massagegeräte für Ihre Faszien-Fitness. Besonders geeignet sind – neben den original Faszienbällen mit Holzkern – die *Lacrosse-Bälle*. Diese Bälle sind kleiner als ein Tennisball, jedoch härter als das gelbe Rund. Lacrosse-Bälle erhalten Sie im Sportfachhandel oder über den Online-Versand zum Preis von etwa fünf Euro pro Stück.

Als Einsteiger tut es zunächst ein Tennisball. Gibt dieser jedoch unter Ihrem Körpergewicht nach, brauchen Sie einen härteren Ball, beispielsweise einen Golfball. Die sogenannten *Igelbälle* sind wegen ihrer »Stacheln« nicht zu empfehlen, ein Gummiball ist ebenfalls zu weich. Bälle können Sie gezielt an einem Punkt einsetzen, um tief in den Schmerz vorzudringen. Besonders an der Plantarfaszie unterhalb der Fußsohle wirken Bälle wahre Wunder! Wegen ihrer geringen Größe lassen sich diese Bälle außerdem diskret im Büro platzieren: Wenn Sie sowieso am Schreibtisch sitzen, dann ziehen Sie beim nächsten Mal doch einfach Ihre Schuhe aus und rollen Sie mit Ihren Füßen ein paar Mal über die Sohle: Sie werden spüren, wie leicht Ihnen der nächste Gang zum Kopiergerät oder Kaffeeautomaten fällt!

Die Fußmassage tut auch nach einem anstrengenden Tag auf den Beinen gut, besonders wenn Sie bei der Arbeit viel stehen müssen.

Eingeschränkte Empfehlung: Die Massage mit dem Igelball fördert zwar die Durchblutung, trainiert jedoch nur bedingt die Plantarfaszie am Fuß.

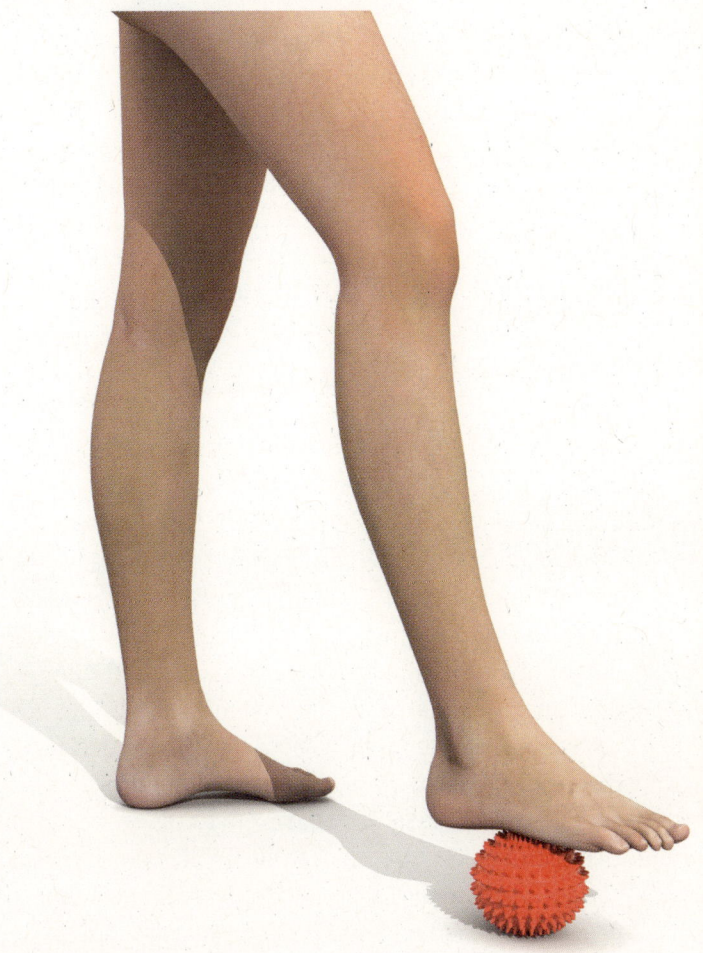

Werkzeuge aus der Küche

Es müssen nicht gleich teure Hilfsmittel aus dem Sport-fachhandel sein. Besonders zum Einstieg tun es genauso gut Alltagsgegenstände für Ihre Faszien-Pflege. Gehen Sie in Ihre Küche und sehen Sie sich nach Brauchbarem um: Haben Sie einen Kochlöffel in der Schublade liegen? Volltreffer! Der abgerundete Stiel lässt sich wunderbar für eine punktuelle Druckmassage verwenden: Tasten Sie zum Beispiel Ihren Oberschenkel nach empfindli-chen Stellen ab. Haben Sie einen schmerzhaften Punkt gefunden? Dann nehmen Sie den Kochlöffelstiel und drücken Sie ihn genau auf diese Stelle. Das tut weh? Gut so! Drücken Sie für einige Sekunden noch etwas fester auf den Punkt – bis sich die Blockade im Oberschenkel löst oder der Schmerz zumindest nachlässt.

Vielleicht gehört sogar ein Pfannenwender aus Holz zu Ihrem Küchen-Sortiment? Dann besitzen Sie ein wun-derbares Werkzeug für Ihre Oberschenkelaußenseite: Fahren Sie ein paar Mal mit der schmalen Kante des Wenders an der äußeren Seite entlang, und streichen Sie Ihr Bindegewebe herzhaft hoch und runter.

Hervorragende Werkzeuge sind außerdem handliche Bälle. Durchforsten Sie die Spielsachen Ihrer Kinder nach dem kleinen Rund – irgendetwas findet sich immer! Halten Sie den Ball mit der Hand auf Höhe Ihrer Taille an eine Wand oder Tür. Stellen Sie sich mit Ihrem Körper seitlich dazu und zwar so, dass Ihre Hüfte den Ball berührt. So eingeklemmt rollen Sie ein paar Mal auf und ab, indem Sie Ihren Körper seitlich hoch- und runterbewegen – ohne den Ball zu verlieren. Damit massieren Sie nicht nur Ihre Taille, sondern trainieren gleichzeitig Ihre Geschicklichkeit. Dieses Spiel macht Laune und ist daher nicht nur für Erwachsene geeignet!

Apropos Spiel – betrachten Sie doch einmal das unten stehende Bild: Kommt Ihnen irgendetwas davon bekannt vor? Versuchen Sie, die einzelnen Gegenstände zu benennen. Kleiner Tipp: Nicht alles davon ist in der Küche zu finden – wissen Sie, welches?

Gut und günstig: Werkzeuge aus der Küche lassen sich vielfältig einsetzen.

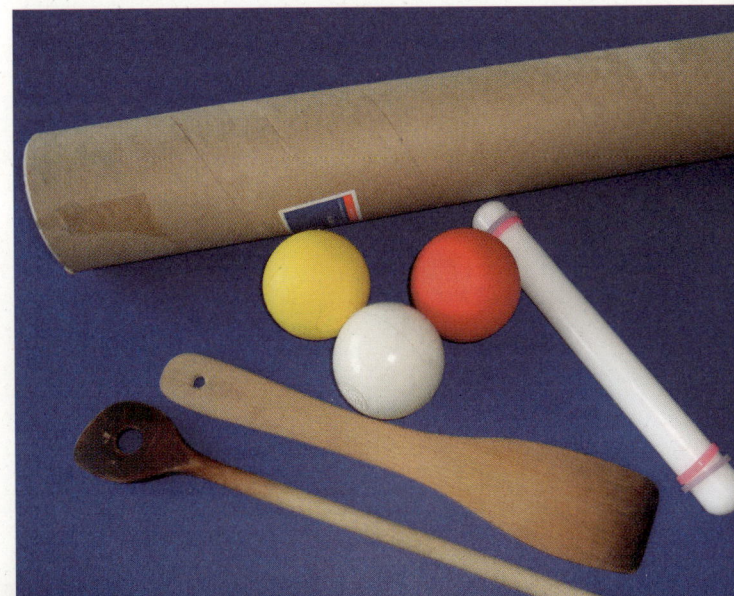

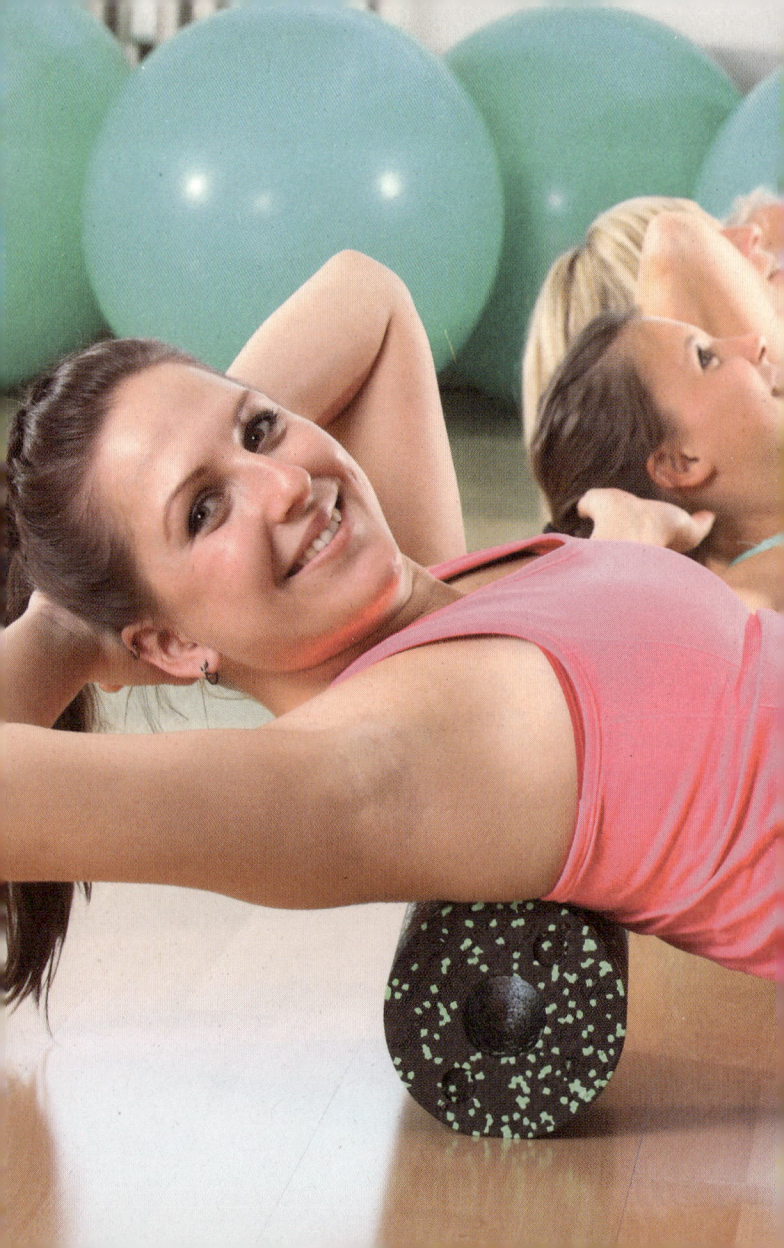

Faszien-Training

Im Praxisteil finden Sie drei ausgewählte

Übungsprogramme für Ihr persönliches

Faszien-Training: Vom Einsteiger über den

Fortgeschrittenen bis zum Profi ist für jeden

etwas dabei – mit und ohne Hilfsmittel.

Sie können also sofort damit beginnen,

Ihrem Bindegewebe etwas Gutes zu tun!

Viele Trainingsmöglichkeiten

Es gibt, wie bereits gesagt, zwei Arten von Faszien-Training: Aktive Dehnungen und federnde Bewegungen. Im Folgenden stellen wir Ihnen verschiedene Übungsprogramme vor – fürs Büro, für zu Hause, mit und ohne Hilfsmittel! Die Übungen sind für jedermann geeignet, völlig unabhängig von Ihrem Alter und Geschlecht. Lediglich Ihr Fitnesszustand spielt eine Rolle, deshalb unterscheiden wir zwischen Einsteigern, Fortgeschrittenen und Profis.

Machen Sie den Selbsttest: Fühlt sich Ihr Gewebe spröde und teigig an? Dann haben Sie eindeutig Verbesserungspotenzial! Fangen Sie dann bitte mit leichten Übungen an, um Ihre Faszien mit ungewohnten Bewegungsabläufen nicht zu überfordern. Egal von welchem Programm Sie sich letztendlich angesprochen fühlen – Hauptsache Sie fangen an, etwas für Ihre Faszien zu tun!

Beginnen Sie noch heute mit Ihrem Faszien-Training.

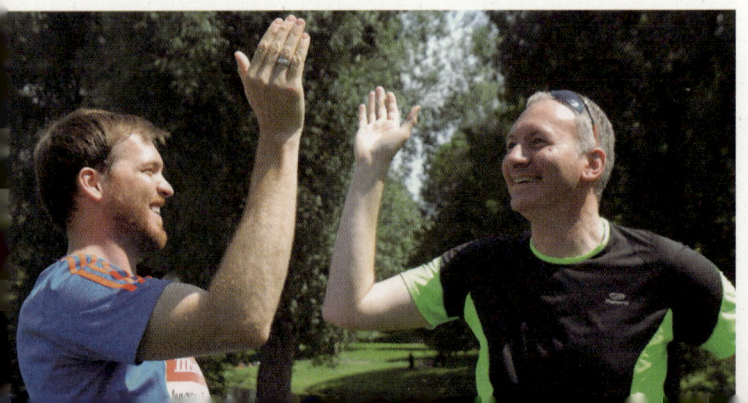

GRUNDSÄTZE FÜRS TRAINING

INFO

- Wer sich nicht bewegt, verklebt.
- Weniger ist mehr (Prinzip der kleinen Schritte).
- Zwei bis dreimal pro Woche, jeweils zehn Minuten reichen aus.

Bitte lassen Sie sich nicht von der korrekten technischen Ausführung, der Anzahl der Wiederholungen oder einem möglichen Muskelkater entmutigen. Machen Sie es einfach so, wie Sie es können: Nur wer Luft nach oben hat, kann Fortschritte erzielen. Selbst Schmerzen sind kein Grund, vorzeitig das Handtuch zu werfen – sie gehören am Anfang schlichtweg dazu! Vielmehr sind körperliche Schmerzen vergleichbar mit einer Fahrt durch einen Tunnel: Sie müssen erst durch die dunkle Röhre fahren, bevor Sie am Ende Licht sehen.

Bitte behalten Sie das bei allen schmerzhaften Übungen im Hinterkopf. Nehmen Sie diesen Veränderungsprozess auf sich, und haben Sie Geduld mit sich und Ihren Faszien.

Arbeiten Sie sich langsam vom Einsteiger- zum Fortgeschrittenen-Programm vor – und genießen Sie die Verbesserung Ihres körperlichen Wohlbefindens!

Bei regelmäßiger Übung werden Sie schon bald ein Profi in Sachen Faszien-Training sein.

Für Einsteiger

Ihnen graut vor der wöchentlichen Hausarbeit? Keine Angst! Wir zeigen Ihnen, wie Sie mehr aus der lästigen Wochenendreinigung herausholen als nur das gute Gefühl einer frisch geputzten Wohnung. Ihre Faszien werden beim Staubsaugen und Fensterputzen ihr blaues Wunder erleben! Fangen wir also an, unseren Körper durchzuputzen.

Staubsaugen in jedem Winkel

Bevor Sie mit dem Staubsaugen loslegen, stellen Sie das Rohr des Saugers bitte rückenfreundlich ein, indem Sie es durch Verstellen auf Ihre Körpergröße anpassen. Bücken aus dem unteren Rücken ist zwar unter afrikanischen Erntehelfern weitverbreitet, geht jedoch unnötig auf die Bandscheiben. Wenn Sie sich also bücken müssen, um schwere Lasten wie eine Getränkekiste vom Boden aufzuheben, dann gehen Sie bitte in die Knie – Ihrem Rücken zuliebe!

Nun schalten Sie das Gerät ein und saugen nach Herzenslust Ihre gesamte Wohnung. Machen Sie dabei Ihren Rücken lang und gehen Sie bewusst mit dem Staubsauger-Arm in die Putzbewegung mit. Wechseln Sie zwischendurch den Führungsarm, damit beide Arme gleichermaßen trainiert werden! Genießen Sie die sanften Dehnungen in jedem Winkel Ihres Körpers, und dringen Sie mit dem Staubsauger-Rohr bewusst in die Ecken und schwer zugänglichen Stellen Ihrer Wohnung vor. Strecken und recken können Sie sich auch wunderbar beim Fensterputzen oder Aufhängen von Wäsche an einer hohen Leine. Damit trainieren Sie die große Lumbalfaszie am Rücken – und das einfach ganz nebenbei beim Putzen!

Vierfüßler und Hampelmann

Legen Sie sich anschließend auf den frisch gesaugten Teppichboden oder rollen Sie eine Matte aus. Gehen Sie in den sogenannten Vierfüßler-Stand:
Setzen Sie Hände und Knie hüftbreit und richten Sie Ihre Hände parallel zueinander aus. Machen Sie nun Ihren Rücken rund wie einen Katzenbuckel. Halten Sie diese Position kurz und gehen Sie dann in die Gegenbewegung über:
Lassen Sie Ihren Rücken bewusst so fallen, dass der Bauch nach unten durchhängt, und genießen Sie das »Loslassen«. Wiederholen Sie die gesamte Abfolge fünfmal. Danach stehen Sie auf und hüpfen zehnmal wie ein Hampelmann auf dem Teppichboden. Dabei sollten sich Ihre Hände in der Luft berühren und zwar so, dass Sie ein Klatschen hören.
Rumhampeln wie ein Kind macht nicht nur Spaß, sondern hält auch Ihr gesamtes Gewebe in Schwung!
Wie das im Einzelnen aussieht, erfahren Sie auf der nächsten Seite. Dort haben wir den Katzenbuckel für Sie nachgestellt.

Katzenbuckel: Machen Sie Ihren Rücken bewusst rund und lassen Sie sich danach fallen.

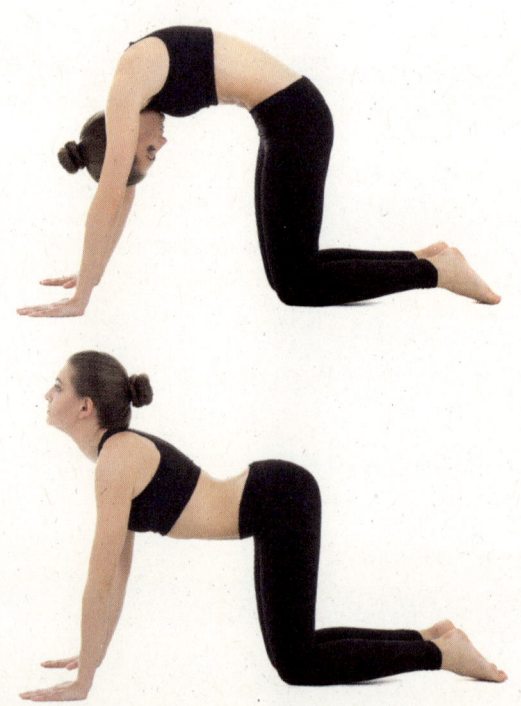

Füßeln mit der Rolle

Zum Abschluss dürfen Sie nach Herzenslust füßeln – mit der Schaumstoffrolle als Partner! Ziehen Sie dazu Ihre Hausschuhe, und nach Möglichkeit auch Ihre Strümpfe, aus, denn mit bloßen Füßen haben Sie ein besseres Gefühl für die Rolle.

Platzieren Sie diese direkt unter Ihren Sohlen, stützen Sie Ihren Körper mit den Händen seitlich ab und bewegen Sie sich so langsam fünfmal hoch und runter. Achten Sie darauf, dass Ihre Füße dabei permanenten Kontakt zur Rolle haben. Wenn Sie mögen, schließen Sie die Augen und spüren bewusst, was Ihre Füße zuvor beim Putzen auf den Beinen geleistet haben – eine Wohltat für die Plantarfaszie!

Sie praktizieren bereits regelmäßig das Einsteiger-Programm und sind offen für neue Übungen? Dann gehören Sie schon zu den Fortgeschrittenen des Faszien-Trainings.

Heiße Sohlen: Nach einem anstrengenden Tag auf den Beinen tut die Fußmassage mit der Rolle besonders gut.

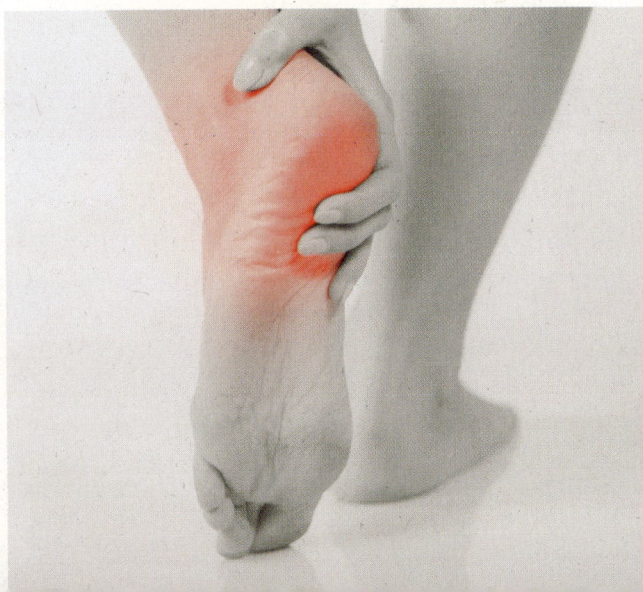

Für Fortgeschrittene

Herzlichen Glückwünsch, Sie haben bereits erste
Fortschritte erzielt! Fühlen Sich Ihre Faszien schon
beweglicher und geschmeidiger an? Wunderbar! Mit
den folgenden Übungen sorgen wir dafür, dass Sie
künftig auf dem Weg ins Büro zwei Stufen auf einmal
nehmen können.

Rekeln wie eine Raubkatze

Beginnen wir mit der sogenannten Rekel-Dehnung.
Als natürliches Vorbild dient eine Katze, die sich mit
ihren Krallen in der Ledercouch festkrallt und ihren Kör-
per genüsslich in Richtung Schwanz zieht. Das können
Sie mit ein wenig Körperbeherrschung auch!
Setzen Sie sich dazu auf eine Gymnastik- oder Yoga-
Matte, ein weicher Teppichboden als Untergrund ist
ebenfalls geeignet.
Ausgangsposition ist der Fersensitz, bei dem der Po die
Fersen berührt. Tasten Sie sich nun mit beiden Händen
schrittweise nach vorn und heben Sie den Po ab. Machen
Sie das so lange, bis Sie auf der Matte eine Position
gefunden haben, die Ihren Rücken in die Länge zieht
und gleichzeitig unter Spannung hält.
Wenn es sich anstrengend anfühlt, machen Sie es genau
richtig! Verharren Sie in dieser Position kurz, bevor Sie
die Anspannung lösen. Gehen Sie dazu zurück in den
Fersensitz und legen Sie beide Arme seitlich neben den

Körper, wobei die Handflächen nach oben zeigen sollten. Die Stirn liegt vor dem Körper auf der Matte, die Augen sind geschlossen.

Nehmen Sie ein paar tiefe Atemzüge und genießen Sie diese Entspannungsposition aus dem Yoga *(Haltung des Kindes)* für einen Moment.

Gehen Sie dann noch zweimal in die Rekel-Dehnung und nehmen Sie bewusst den Unterschied zwischen An- und Entspannung wahr. Spüren Sie, wie sich Ihr Rücken mit jedem Mal geschmeidiger anfühlt – wie eine Katze!

Bei der Rekel-Dehnung krallen Sie sich wie eine Katze vorn in der Matte fest.

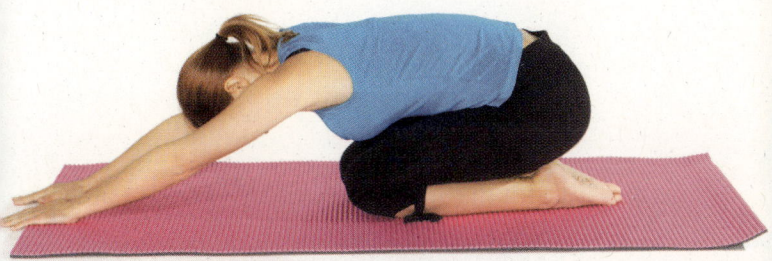

Beine ins Rollen bringen

Wenn Sie sowieso schon auf dem Boden liegen, bieten sich weitere Übungen mit der Faszien-Rolle an. Schwerpunkt sind Ihre Beine, also Oberschenkelvorderseite und -rückseite, Waden und Schienbein. Entscheiden Sie selbst, ob Sie lieber vorn oder hinten anfangen! Wichtig ist, dass Sie jeweils fünfmal über die einzelnen Körperteile langsam hoch- und runterfahren.

Rollen Sie dabei bewusst über die schmerzhaften Stellen in Wade und Oberschenkel – auch wenn es wehtut! Lockern Sie verklebtes Gewebe und tun Sie Ihren Beinen etwas Gutes. Schließlich tragen Sie diese durch Ihr ganzes Leben! Falls Sie nichts oder wenig spüren, erhöhen Sie die Intensität, indem Sie mit Ihrem Körpergewicht mehr Druck auf die Rolle geben. Achten Sie darauf, dass Sie beim Rollen über die Wade an der Ferse ansetzen und über die gesamte Achillessehne bis fast zum Knie fahren. Geübte können den Waden-Roller abwechselnd mit jeweils einem Bein durchführen. Spüren Sie den Unterschied zum zweibeinigen Rollen!

Die Oberschenkelvorderseite ist oft verspannt und sollte daher gelockert werden.

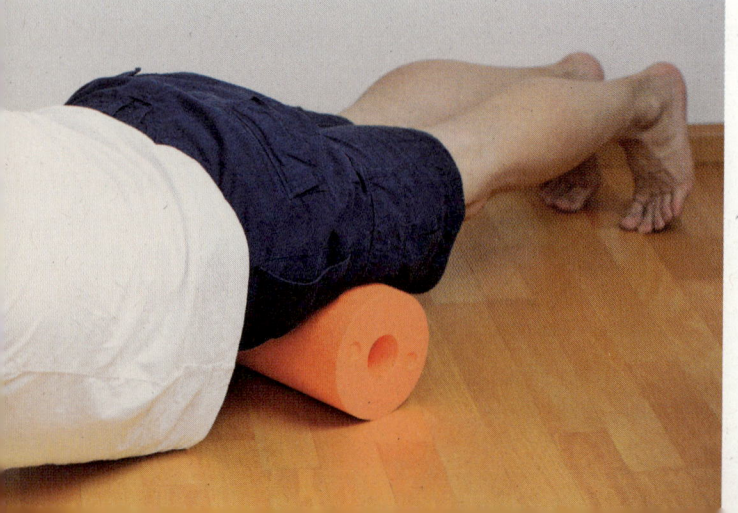

Der Waden-Roller hält nicht nur die Achillessehnen von Läufern lang und elastisch.

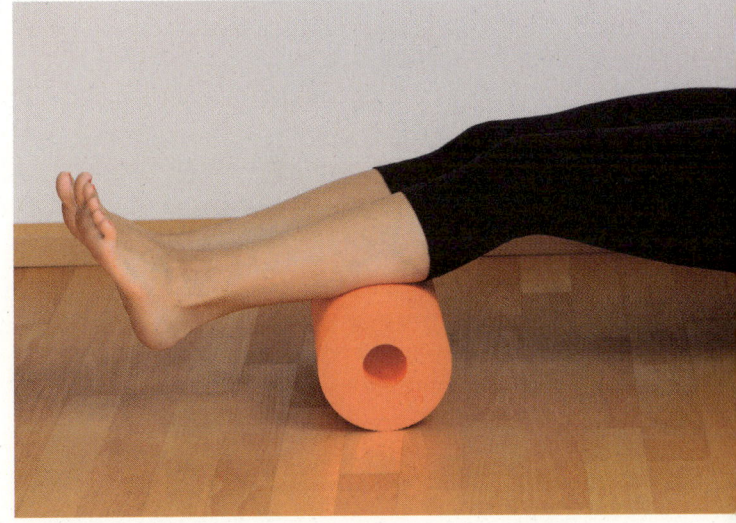

Laufen mit Hopsern

Zum Abschluss üben wir den einbeinigen Hopserlauf. Diese Art des Springens trainiert Ihre Plantarfaszie durch federnde Bewegungen.

Suchen Sie sich dazu einen langen Hausflur oder noch besser einen Streckenabschnitt im Freien: Weicher Boden wie Rasen hat eine bessere Dämpfung als Asphalt und schont daher Ihre Knie.

Nehmen Sie sich zunächst eine Strecke von etwa zehn Metern vor, die Sie mit der Zeit ausbauen können. Achten Sie am Anfang mehr auf eine saubere Ausführung als auf eine hohe Wiederholungszahl. Ziehen Sie im Stand das Knie des einen Beins möglichst hoch und drücken Sie sich gleichzeitig mit dem Vorfuß des anderen Beins *(Sprungbein)* pfeilschnell vom Boden ab.

Üben Sie diese Technik wechselseitig mit einem Bein mehrmals »im Trockenen«. Wenn Sie sich sicher fühlen, gehen Sie ein paar Schritte, bis aus dem Gehen ein Springen wird. Dann beherrschen Sie den einbeinigen Hopserlauf, den Sie nach Belieben wiederholen können.

Sie haben Ihr persönliches Limit noch nicht erreicht und wollen etwas dazulernen? Dann sind Sie ein Kandidat fürs Profi-Programm!

Hüpfen wie ein Kind: Trainiert nicht nur die Sprungkraft, sondern macht auch noch Spaß!

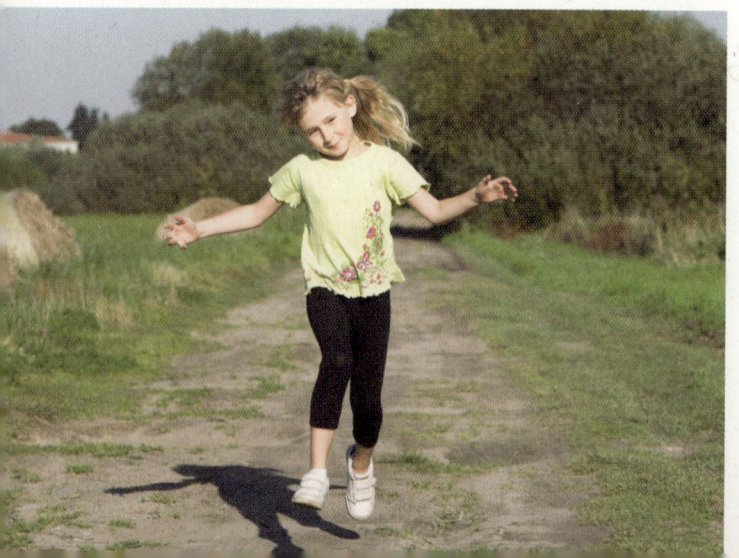

Für Profis

Willkommen, Sie sind auf dem besten Weg ein Faszien-Profi zu werden! Nachdem Sie Ihren Körper nun schon gut kennen und regelmäßig trainieren, haben wir Ihnen im Folgenden ein anspruchvolles Programm zusammengestellt.

Aushängen wie ein Affe

Beginnen wir mit der Übung, die wohl am meisten Spaß macht: Bestimmt waren Sie als Kind mit Ihren Eltern auf dem Spielplatz, haben im Sandkasten Burgen gebaut und sind unzählige Male gerutscht. Doch erinnern Sie sich auch an das Klettergerüst? Nein? Dann rufen wir Ihnen es als Erwachsener in Erinnerung – als ein herrliches Sportgerät für Ihr Faszien-Training! Und das Beste daran ist: Sie dürfen darin alles machen, was man Ihnen als Kind verboten hat. Also hangeln Sie nach Herzenslust im Gerüst, schwingen sich wie ein Affe von Seil zu Seil oder lassen sich einfach nur hängen – Ihrer Fantasie sind keine Grenzen gesetzt! Bei aller Beschwingtheit ist nur wichtig, dass Sie Ihr Bindegewebe in alle Richtungen ziehen: Das Faszien-Netz liebt wohldosierte Winkelvariation!

Wie das praktisch aussieht, erfahren Sie auf der nächsten Seite: Dr. Robert Schleip geht mit gutem Beispiel voran: Er schwingt sich wie Tarzan von Seil zu Seil – auf dem Klettergerüst vor seiner Münchner Wohnung!

Dr. Robert Schleip macht es vor: Aushängen wie ein Affe – gerne auch kopfüber!

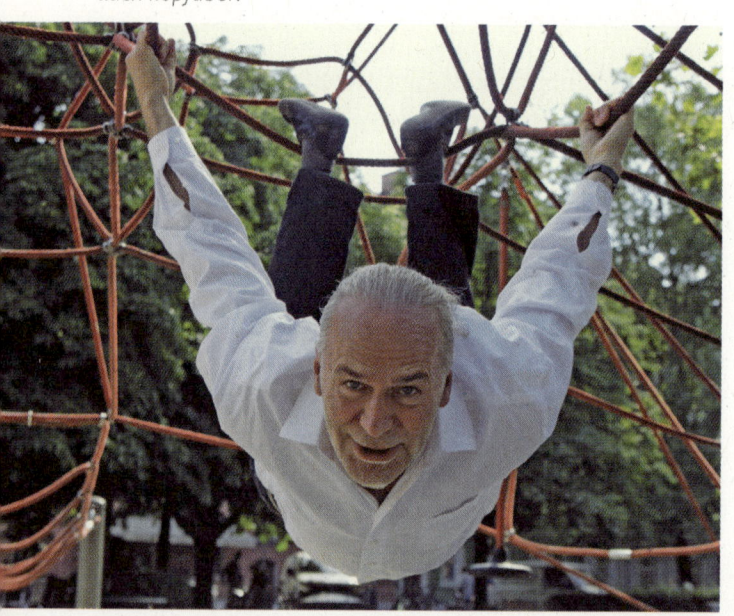

Springen mit System

Als Nächstes widmen wir uns Sprüngen, um Achillessehne und Plantarfaszie beweglich zu halten. Suchen Sie
sich dazu in Ihrer Nachbarschaft frei zugängliche Trep-
pen, oftmals haben auch Parks oder Stadien passende
Stufen.

Zum Aufwärmen üben wir uns im Seilspringen. Dafür
benötigen Sie ein einfaches Seil ohne Griffe: Fassen Sie
das Seil an den Enden, stellen Sie einen Fuß in die Mitte

und spannen Sie das Seil an. Reichen die Enden in dieser Position bis zu Ihren Achseln, dann hat das Seil die richtige Länge.

Schwingen Sie nun das Seil über Ihren Kopf und achten Sie darauf, dass Ihre Füße nur geringfügig vom Boden abheben. Sie müssen keine großen Sprünge machen, damit das Seil unten durchschwingt! Entscheidend ist, dass Sie beim Springen die Füße nur kurz und so leise wie möglich aufsetzen. Wenn Sie das beherrschen, versuchen Sie abwechselnd mit jeweils einem Bein zu springen.

Wenn Ihr Kreislauf in Schwung ist und Ihre Fußsohlen brennen, dann sind Sie fit für die Treppe. An den Stufen üben wir das sogenannte plyometrische Springen. *Plyometrie (griech. pleion = mehr; metreo = messen)* ist

Kurze Kontakte: Beim Seilspringen reichen lautlose Mini-Hüpfer aus.

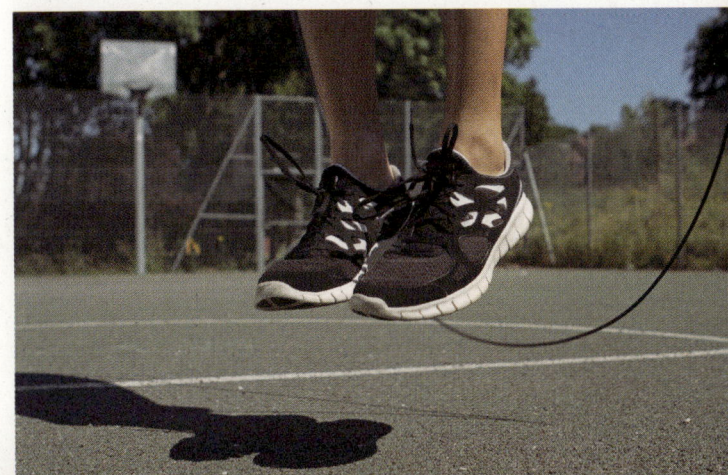

eine Form des Schnellkraft-Trainings mit Schwerpunkt auf den Dehnungsreflexen der Muskeln und Sehnen. Testen Sie also an der Treppe, ob Sie die Reflexe einer Katze haben: Springen Sie dazu möglichst abwechslungsreich, indem Sie mal zwei Stufen einbeinig im Wechsel, mal eine Stufe mit beiden Beinen gleichzeitig und zuletzt eine Stufe abwechselnd mit jeweils einem Bein nehmen.

Wenn Ihre Sprünge sich wie ein Gummiball anfühlen, dann machen Sie es genau richtig! Zum Abschluss dieser anstrengenden Einheit dürfen Sie sich erholen, indem Sie die Treppe langsam auf allen vieren nach oben krabbeln. Ziehen Sie Ihren Körper dabei bewusst in die Länge sowie in alle Richtungen und bewegen Sie sich katzenhaft-geschmeidig fort!

Holzhacken ohne Holz

Die Krönung des Profi-Programms ist die Holzhacker-Übung. Damit trainieren wir die große Lumbalfaszie am unteren Rücken, die vielen Menschen Probleme bereitet. Umso wichtiger ist es, diese Faszien-Kette in Schwung zu halten. Der Bewegungsablauf ist zwar nicht ganz einfach, aber Sie sind schließlich Profi! Statt wie beim Holzhacken die Axt zu schwingen, benutzen wir eine gefüllte Wasserflasche (0,5 Liter für Frauen, ein Liter für Männer) oder eine entsprechende Kurzhantel.

Stellen Sie sich hüftbreit im Raum auf, und sorgen Sie dafür, dass Sie um sich herum genügend Platz haben.

Gehen Sie leicht in die Knie und beugen Sie das Becken
etwas nach vorn. Umfassen Sie nun das Gewicht mit
beiden Händen und führen Sie es über den Kopf nach
hinten. Ihre Schulterblätter ziehen Sie tief in Richtung
Becken, Ihr unterer Rücken ist leicht angespannt. Vermeiden Sie unbedingt ein Hohlkreuz, um Ihre Lenden-
wirbel nicht zu schädigen!

Stellen Sie sich vor, Sie würden gerade mit einer Axt zum
Schwung ausholen: Zu Ihren Füßen liegt das Holz, das
Sie klein hacken wollen. Aus dieser Spannung heraus
bringen Sie nun Ihren Oberkörper in einer dynamischen
Bewegung nach vorn unten, geben in Ihren Knien leicht
nach und entladen somit Ihre Spannkraft. Schwingen
Sie das Gewicht dabei weit durch Ihre Beine nach hinten
durch – bis zum Ende der Bewegung. Machen Sie von
diesem Punkt aus den Ablauf rückwärts in einer Auf-
wärtsbewegung mit dem Ziel, das Gewicht wieder wie
eine Axt über dem Kopf zu bringen.

Der »Holzhacker« erfordert ein wenig Übung, bis Sie
den Schwung raushaben und von einer Bewegung in die
nächste gleiten. Machen Sie sich also keinen Kopf, wenn
es nicht auf Anhieb klappt! Holzhacken will schließlich
gelernt sein. Darum üben Sie weiter und werden ein
absoluter Profi!

Oder glauben Sie etwa, dieser komplexe Bewegungsablauf wird Männern in die Wiege gelegt? Vielmehr fängt
jeder Naturbursche einmal klein an: Er braucht mehrere
Anläufe, bis er die ersten Scheite in der Hütte hat.

Holzhacken: Das Schwingen der Axt trainiert die große Lumbal-faszie am unteren Rücken.

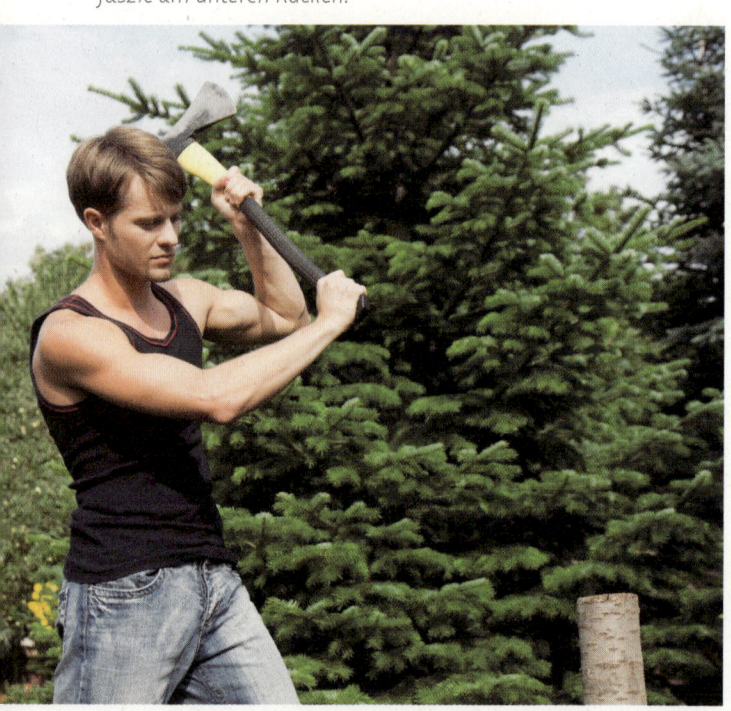

Herzlichen Glückwunsch, Sie haben sich zum absoluten Profi beim Faszien-Programm gekrönt! Bleiben Sie weiterhin am Ball und lassen Sie Ihre Mitmenschen an der wohltuenden Wirkung von regelmäßiger Bewegung des Bindegewebes teilhaben. Sie selbst können in Sachen Faszien-Training nur noch etwas von Leistungssportlern lernen.

INFO

INTERVIEW MIT MARC RÖSGEN, ATHLETIK-TRAINER DER STUTTGARTER KICKERS: »ROLLEN FÖRDERT DIE REGENERATION«

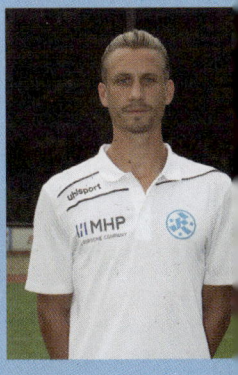

Herr Rösgen, was war Ihre Motivation, die Faszien-Rollen im Training der Fußball-Profis einzusetzen, und wie haben die Spieler darauf reagiert?
Die Rolle ist ein tolles Gerät, um das als heutzutage essenziell wichtig anzusehende Faszien-Gewebe zu bearbeiten. Am Anfang war viel theoretische Überzeugungsarbeit nötig: Die Spieler sollen schließlich wissen, warum sie diese oder jene Übung durchführen! Dadurch kann ich sie nachhaltig dafür gewinnen, bestimmte Inhalte selbstständig durchzuführen. Das ist besonders beim Training mit der Rolle wichtig, denn die Spieler sollen möglichst täglich damit arbeiten. Nach anfänglicher Skepsis habe ich eine positive Resonanz wahrgenommen und konnte bereits nach einigen Wochen eine hohe Eigeninitiative beobachten.

Hand aufs Herz: Wie sieht eine konkrete Faszien-Einheit mit der Mannschaft der Blauen aus?
Man sollte etwa 15 bis 30 Minuten einplanen, um überhaupt einen Effekt auf die Strukturen zu erzielen. Die

Dauer der einzelnen Übungen setze ich im Team bei zwei bis drei Minuten pro Übung an. Bei Fußballern stehen die unteren Extremitäten im Fokus, die oft extrem beansprucht werden. Das kann zu einem hohen Tonus in der Muskulatur und damit auch in den Faszien führen. Je nachdem wie belastet die Jungs sind, kann es vorkommen, dass eine Übung zehn Minuten lang durchgeführt werden muss – etwa bei der Waden- und vorderen Oberschenkelmuskulatur. Ein verpflichtendes Training, das von mir geleitet wird, gibt es nur noch in der regenerativen Einheit nach dem Spiel. Ansonsten haben die Jungs ein gutes Bewusstsein für das Faszien-Training entwickelt und zeigen große Eigeninitiative.

Inwiefern profitieren die Profi-Fußballer von regelmäßigem Rollen?
Die Muskeln eines Profi-Fußballers müssen Spitzenleistungen erbringen. Diese Belastung erzeugt einen hohen Tonus in der Muskulatur, das Potenzial der Muskel-Leistung ist nach einer harten Trainingseinheit oder einem Spiel oft gemindert. Regelmäßiges Rollen fördert die Regeneration der Fußballer. Außerdem werden Muskeln und Faszien damit geschmeidig gehalten: Eine elastische Muskulatur reißt nicht so schnell wie eine starre. Die Rolle hat auch einen präventiven, also

verletzungsvorbeugenden Charakter. Dafür findet die Anwendung direkt vor der Belastung statt, um die beweglichen Muskelelemente optimal aufs Spiel vorzubereiten.

Herr Rösgen, vielen Dank für das Gespräch und weiterhin geschmeidige Spiele für die Stuttgarter Kickers!

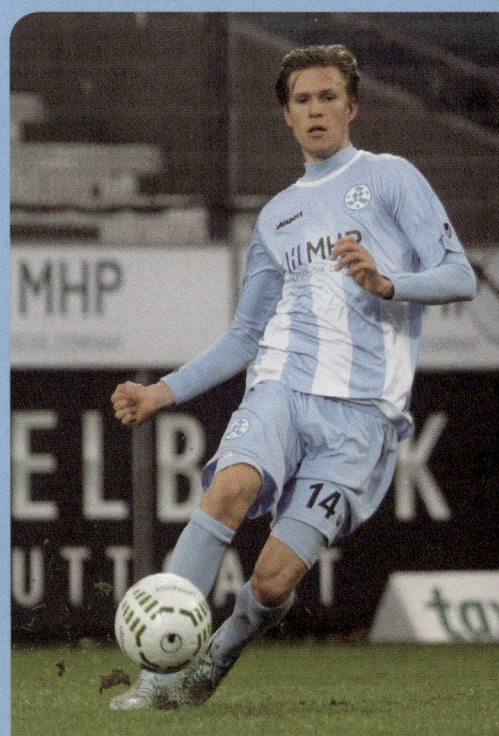

Das Training mit der Rolle hilft dem Blauen Kicker Lasse Lehmann, Höchstleistung im Spiel zu bringen.

~~könnte~~

~~würd~~

LOS GE

Anhang

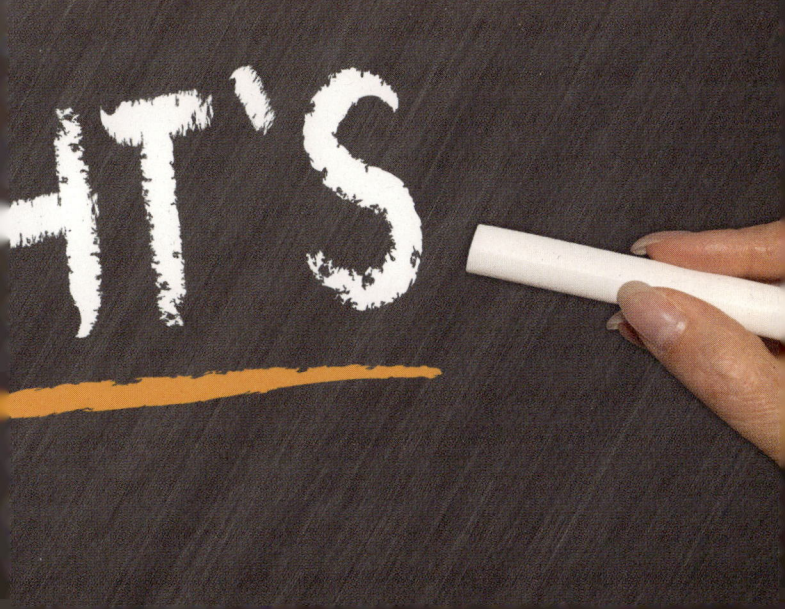

Trainingstagebuch:
Faszinierende Fortschritte

Nun sind Sie selbst an der Reihe! Horchen Sie in sich hinein: Wie fühlen Sie sich vor der Trainingseinheit?

_____

_____

_____

_____

_____

_____

_____

Was haben Sie heute für Ihre Faszien getan? Schreiben Sie hier die einzelnen Übungen mit der genauen Anzahl von Wiederholungen auf! Für alltägliche Dinge wie die Fußmassage unterm Schreibtisch oder das Treppenspringen auf dem Weg ins Büro ist an dieser Stelle ebenfalls Platz.

_____

_____

_____

Wie fühlt sich Ihr Körper danach an? Spüren Sie bewusst in sich hinein und nehmen Sie Empfindungen wie Wärme und Muskelentspannung wahr. Welche Auswirkungen hat die Trainingseinheit auf Ihren Geist?

Faszinierende Erlebnisse wünscht Ihnen die Autorin Nora Reim!

INFO

TRAINING:
WARUM ES SICH LOHNT!

- Für elastische Dehnfähigkeit (Rekeln) und mehr Spannkraft (Springen)
- Für Beweglichkeit im Alltag und Geschmeidigkeit im Alter (Katze)
- Für Erholung der Muskeln nach körperlichen Belastungen (Regeneration)

FASZIEN

DAS KÖRPERWEITE NETZWERK

Danksagung

Ich danke von ganzem Herzen meiner Oma, die mich bei diesem Buch tatkräftig unterstützt hat.

Außerdem bedanke ich mich bei all den Menschen, die in irgendeiner Form einen Beitrag zum Entstehen dieses Werks geleistet haben. Das Thema dieses Ratgebers verdanke ich letztendlich den Protagonisten selbst: den Faszien, die mich immer wieder aufs Neue faszinieren!

Infoservice

Literatur

Andrä, Marcel/Bleuel, Sabine/Pfitzer, Torsten: *Funktionelles Faszientraining mit der Blackroll.* Riva, München 2015

Bartrow, Kay: *Blackroll. Faszientraining für ein rundum gutes Körpergefühl.* Trias, Stuttgart 2014

Hebgen, Eric: *Taschenatlas: Myofasziale Triggerpunkte.* Thieme, Stuttgart 2012

Miller, Jill: *Roll dich fit. Muskel- und Faszienmassage für Schmerzfreiheit, Leistungsfähigkeit und Wohlbefinden.* Riva, München 2015

Müller-Wohlfahrt, Hans-Wilhelm: *Mensch, beweg dich! So stärken Sie Ihr Bindegewebe.* dtv, München 2004

Müller, Divo G./Hertzer, Karin: *Training für die Faszien. Die Erfolgsformel für ein straffes Bindegewebe.* Südwest, München 2015

Paoletti, Serge: *Faszien.* Urban & Fischer, München 2011

Reim, Nora/Wormer, Eberhard J.: *Gesund laufen.* Lingen, Köln 2014

Schleip, Robert: *Faszien-Fitness: Vital, elastisch, dynamisch in Alltag und Sport.* Riva, München 2015

Schleip, Robert: *Lehrbuch Faszien: Grundlagen, Forschung, Behandlung.* Urban & Fischer, München 2014

Schwind, Peter: *Das Croissant im Gehirn: Die ungewöhnliche Osteopathie des Jean-Pierre Barral.* Irisiana, München 2015

Schwind, Peter: *Faszien – Gewebe des Lebens.* Irisiana, München 2015

Slomka, Gunda: *Faszien in Bewegung: Bedeutung der Faszien in Training und Alltag.* Meyer & Meyer, Aachen 2015

Stechmann, Klaas: *Faszien selbst behandeln: Endlich schmerzfrei werden.* KVM, Berlin 2015

Wormer, Eberhard J.: *Vitamin D.* Kopp, Rottenburg 2014

Zylla, Amiena: *Faszien-Training für den Rücken.* Bruckmann, München 2015

Internetadressen

www.fasciaresearch.de
(Forschungsabteilung von Dr. Robert Schleip an
der Universität Ulm)

www.anatomytrains.com
(Myofasziale Leitbahnen nach dem Amerikaner
Thomas Myers)

www.myofascial.de
(Deutsche Gesellschaft für Myofascial Release e. V.)

www.fdm-europe.com
(Fasziendistorsionsmodell nach Dr. Stephen Typaldos)

www.fascial-fitness.de
(Ausbildung zum Fascial-Fitness-Trainer)

www.rolfing.de
(Deutsche Rolfing-Organisation)

www.physiotrainingacademy.com
(Myofasziales Taping nach Markus Erhard)

www.heilpraktikerin-haupt.de
(Faszien-Therapeutin Michaela Haupt)

www.schmidt-ulmer.de
(Akupunkteur Bodo Schmidt)

www.sportundform.de
(Faszien-Trainer Alexander Schmied)

www.stuttgarter-kickers.de
(Fußball-Drittligist SV Stuttgarter Kickers)

Register

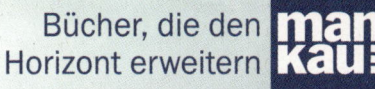
Bücher, die den Horizont erweitern

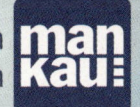

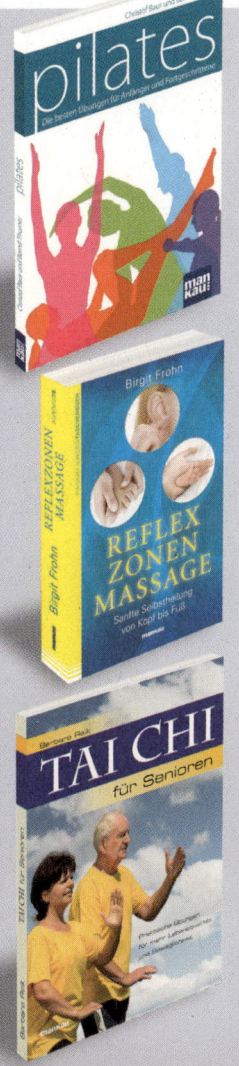

Christof Baur / Bernd Thurner

PILATES

Die besten Übungen für Anfänger und Fortgeschrittene

14,95 € (D) / 15,40 € (A), ISBN 978-3-86374-196-9
Klappenbroschur, durchgehend farbig, 127 Seiten

„(...) Das Autorenteam stellt in diesem Buch reich bebildert die allerbesten Übungen für Anfänger und Fortgeschrittene vor. Ganz im Sinne des Erfinders gehen sie ganzheitlich auf das Thema zu. Der reinen Erklärung der korrekten Ausführung der einzelnen Übungen sind deshalb sehr viel Hintergrundinformation, Motivation sowie Ratschläge für Stressabbau und vieles mehr hinzugefügt." Bewusst Sein, Margarete Frank

Birgit Frohn

REFLEXZONENMASSAGE

Sanfte Selbstheilung von Kopf bis Fuß

9,95 € (D) / 10,30 € (A), ISBN 978-3-86374-147-1
Taschenbuch, 252 Seiten

Das Wissen um die Reflexzonen ist uralt: Bereits die alten Ägypter, Inkas und viele Indianerstämme sowie die Chinesen kannten und nutzten diese Bereiche zur Schmerzbekämpfung und zur Linderung vieler Beschwerden. Heute erlangt die Reflexzonenmassage Bedeutung als sanfte Behandlungsmethode. Birgit Frohn vermittelt Ihnen wertvolles Wissen zu dieser Heilbehandlung und leitet Sie auf leicht verständliche Weise zur selbstständigen Durchführung an.

Barbara Reik

TAI CHI FÜR SENIOREN

Praktische Übungen für mehr Lebensqualität und Beweglichkeit

14,95 € (D) / 15,40 € (A), ISBN 978-3-938396-25-4
Softcover, durchgehend farbig, 144 Seiten

„Mit ansteigendem Niveau, aber immer an den Möglichkeiten der Generation 50 plus orientiert, liefert Reik eine Fülle von Übungen aus dem traditionellen Yang-Stil (...). Besonders motivierend: Die ‚Models', die hier jede Übung in Farbfotos illustrieren, sind zwischen 56 und 84 Jahre alt. (...) Empfohlen, besonders im Kontext entsprechender Kursangebote; es gibt nichts Vergleichbares." ekz-Informationsdienst

„Selbst für skeptische Menschen dürfte dieses kleine Buch Antworten geben. (...) Barbara Reik [unterbreitet] mit viel Liebe für Genauigkeit den Vorschlag, wie Tai Chi gelingen kann." Senioren Journal

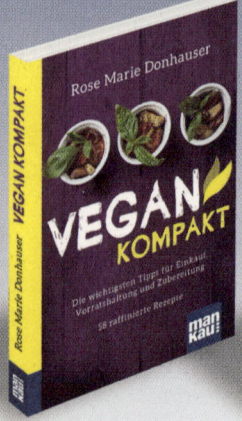 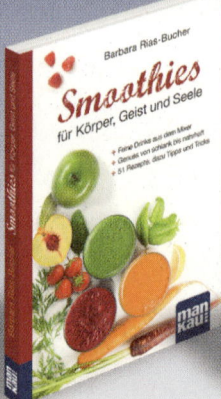 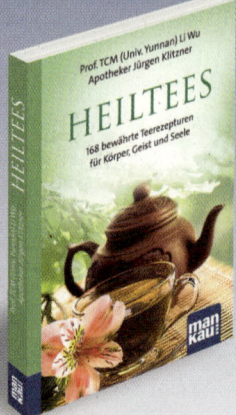
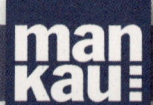